第４章「ライフステージ・ライフスタイルと栄養」に掲載している献立例をもとに，実際に調理しました。
献立は，幼児（p.93），青少年（p.96），成人（p.101），高齢者（p.105）を参照しましょう。

成人（30〜49歳）の献立例

高齢者（70歳代）の献立例

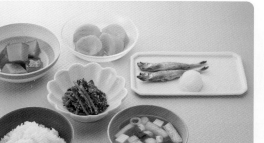
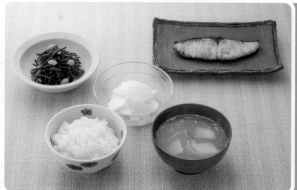

朝食

間食

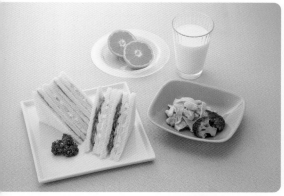
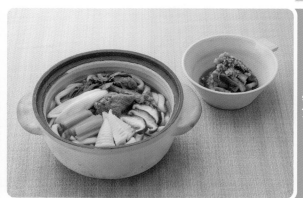

昼食

間食

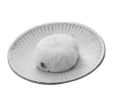

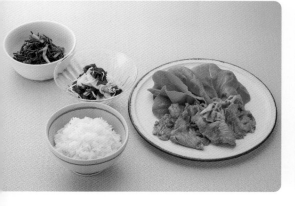
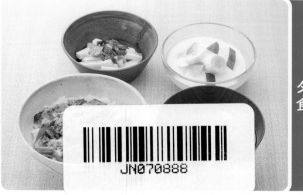

夕食

食物の消化と吸収
～栄養素の消化と消化酵素～

食べたものがどのように消化・吸収されるのか，本文ページの記述も参照しながら確認してみましょう。

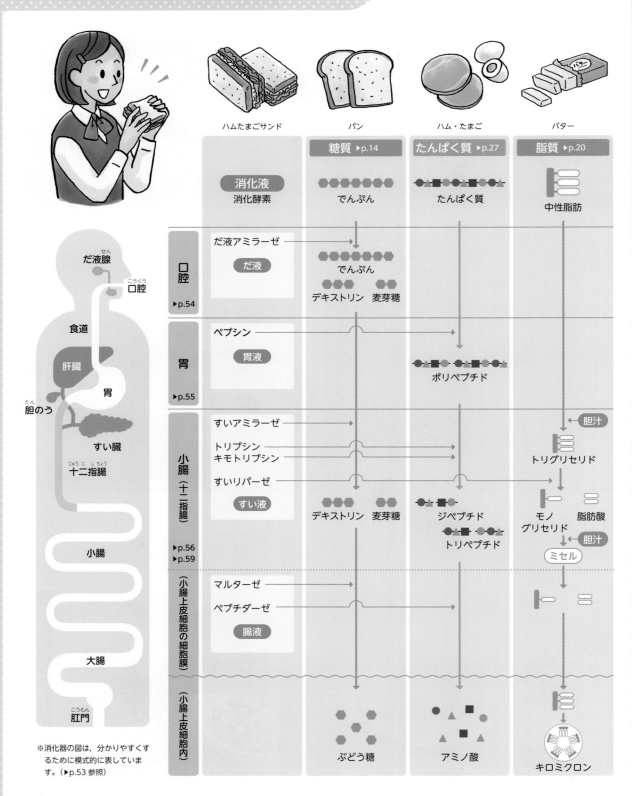

ハムたまごサンド　パン　ハム・たまご　バター

消化液 消化酵素	糖質 ▶p.14 でんぷん	たんぱく質 ▶p.27 たんぱく質	脂質 ▶p.20 中性脂肪
口腔 ▶p.54	だ液アミラーゼ → **だ液**	でんぷん デキストリン　麦芽糖		
胃 ▶p.55	ペプシン **胃液**		ポリペプチド	
小腸（十二指腸） ▶p.56 ▶p.59	すいアミラーゼ → トリプシン キモトリプシン すいリパーゼ **すい液**	デキストリン　麦芽糖	ジペプチド トリペプチド	← 胆汁 トリグリセリド モノグリセリド　脂肪酸 ← 胆汁 ミセル
（小腸上皮細胞の細胞膜）	マルターゼ ペプチダーゼ **腸液**			
（小腸上皮細胞内）	ぶどう糖	アミノ酸	キロミクロン

だ液腺（せん）
口腔（こうくう）
食道
肝臓
胆のう（たん）
胃
すい臓
十二指腸（じゅうにしちょう）
小腸
大腸
肛門（こうもん）

※消化器の図は，分かりやすくするために模式的に表しています。（▶p.53 参照）

③

栄 養

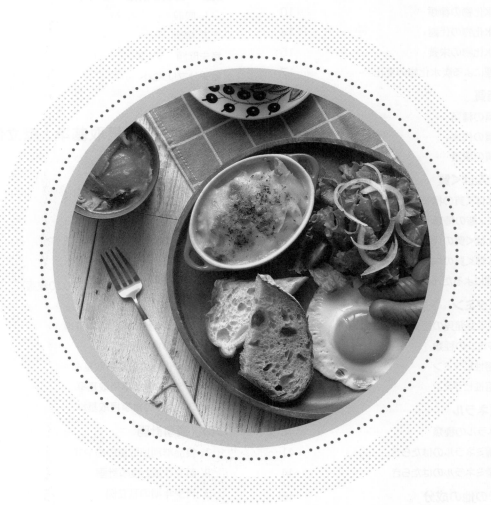

実教出版

QR コンテンツ一覧

QRマーク **QR** を掲載したページには,インターネット上に本書の学習に参考になるコンテンツを用意してあります。右のQRコードまたは以下のURLにアクセスしてご利用ください。アクセスするとメニュー画面が表示されます。

https://www.jikky.co.jp/d1/02/ka/eiyo

※コンテンツ利用料は発生しませんが,通信料は自己負担となります。

各章のページ

第**1**章 栄養素の機能と代謝（たいしゃ）

第1節 人体の構成成分と栄養素

❶

ねらい
●人体と栄養のかかわりについて理解しよう。
●栄養の概念と栄養素の機能について理解しよう。

●からだの水分の割合は年齢によって変化し、新生児では約80%、高齢者では50%程度になる。

資料1 からだを構成する成分

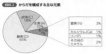

- 糖質1%
- ミネラル5～6%
- たんぱく質 15～20%
- 水分60%

❷

TRY
食事から摂取する3大栄養素のバランスを調べて、人体の構成成分と仕組してみよう。

●これを動的平衡という。

●でんぷん以外の有機物や動物性食品の有機物も、酸化（燃焼）により最終的に二酸化炭素と水とATPができるしくみは同じである。

1. 人体の構成成分とエネルギー

私たちのからだは、水分、たんぱく質、脂肪、ミネラル（無機質）、糖質などで構成されている。体重の約60%は水分が占めており、たんぱく質は一般に15～20%、脂肪は一般に13～20%程度である（資料1）。骨は、カルシウムやリンなどのミネラルでできている。これらのからだを構成する成分は、体内で日々破壊してはつくるという作業が繰り返されて、同じ状態に保たれている●。

また、からだを構成している主な元素は、酸素（O）、炭素（C）、水素（H）、窒素（N）である（資料2）。また、生命活動を維持するためのエネルギーは、食物中の炭素原子や水素原子を体内で燃焼（酸化分解）することで得られる。たとえば、人がでんぷんを食物として摂取すると、酸化反応を触媒する酵素のはたらきによって段階的に分解され、最終的に二酸化炭素と水が生じる。この反応過程で生じるアデノシン三リン酸（ATP）は、筋肉を動かしたり、細胞内で物質を合成したり、神経細胞から脳へ電気信号を伝達したりするなど、あらゆる生命活動に必要なエネルギーとして利用される●。

このように、私たちは毎日食物や水を摂取し、その成分をエネルギー源やからだの構成成分に利用している。

資料2 からだを構成する主な元素

- 窒素(N) 3%
- 水素(H) 10%
- 酸素(O) 65%
- 炭素(C) 18%
- カルシウム(Ca) 1%
- リン(P) 1%
- その他のミネラル 2%

6 第1章 栄養素の機能と代謝

3. ビタミンC

ビタミンCは、体内で酸化型と還元型に相互に変化することによって酸化還元反応を進める。ビタミンCは、骨、皮膚、血管などをつくるたんぱく質であるコラーゲン●の合成に必要である。ビタミンCが不足すると毛細血管がもろくなり、歯ぐきや皮膚から出血する壊血病●になる。ビタミンCは、ストレスにかかわるホルモンの合成や、鉄の吸収なども調節している。ビタミンCは新鮮な野菜やくだものに多く含まれ（資料20）が、若い世代は高齢者に比べて特にくだものの摂取量が少ないため、さらに積極的に摂取するようにしたい。また、ビタミンCは水に溶けやすく加熱により酸化分解されやすいため、手早く調理するとよい（資料22）。

資料20 ビタミンCを多く含む食品
（青果 男性・女性 100（ ）内は1人1回使用量のめやす）

- アセロラ
- ホビーマン
- めキャベツ
- キウイフルーツ
- レモン

資料22 ビタミンB₁・B₂・Cの調理後の残存率

食品群	調理法	ビタミンB₁	ビタミンB₂	ビタミンC
豆類	ゆで	71	66	15
緑黄色野菜（ほうれんそう、こまつな、ねぎ、ブロッコリーなど）	ゆで（水けあり）	42	41	36
	ゆで（水けなし）	77	70	64
	油炒め	88	97	75
根菜類（にんじん、だいこん、んなど）	おろし	19	25	12
	ゆで	75	83	65
	油炒め	91	95	49
果菜類（かぼちゃ、ピーマン、かぼちゃ、やしなどなど）	ゆで	82	83	67
	油炒め	96	96	79
発芽野菜類（もやしなど）	ゆで	39	38	19
	油炒め	94	90	57
肉類（豚）	ゆで	61	78	―
	焼き	91	90	―

『日本食品標準成分表2020年版（八訂）』による

●コラーゲン 骨、皮膚、血管に多く含まれる繊維状のたんぱく質。3本のポリペプチド鎖が、らせん状に組み合わさっている。らせん構造の維持には、コラーゲン分子中のプロリンが水酸化される必要があり、ビタミンCがプロリンの水酸化を助ける。

●壊血病 成人では、皮膚の乾燥や歯肉から出血し、歯が抜け落ちたり傷が治らなくなったりする。小児では、骨が正常につくられず、骨折、骨の変形、軟骨の出血などが起こる。

Column
栄養素としてのビタミンC
多くの動物は、肝臓でぶどう糖からビタミンCを合成できるため、これらの動物にとってビタミンCは栄養素ではない。人間、猿、モルモットなどの一部の動物だけが、進化の過程でビタミンC合成酵素の遺伝子を欠損したために、ビタミンCを栄養素として摂取しなければならない。

資料21 ビタミンCの供給源

- 肉類 4.3
- いも類 6.0
- ビタミンC総供給量（20歳以上）98.7mg/日
- ビタミンC類 30.4
- 野菜類 42.1
- 果実類 13.3
- その他 3.4

厚生労働省「国民健康・栄養調査（2019年）」による

❸

まとめ
- ビタミンの種類と機能について理解できた。□
- ビタミンの主な供給源と過剰症・欠乏症について理解できた。□
- ビタミンの調理による変化について理解できた。□

❹

第5節 ビタミン 39

---

❶

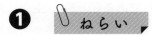

ねらい

各節のはじめには、学習のねらいを示しています。

❷

TRY

考える・話しあう・調べるなどの実践活動です。

❸

Column

本文に関連する話題など、学習をより深められるような内容を掲載しています。

❹

まとめ

各節の終わりには、学習内容のまとめを示しています。学んだ内容を振り返り、自分の到達点を確認しましょう。

章末のページ

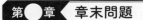

第●章 章末問題

各章末には、知識を確認することができる確認問題（穴埋め問題と一問一答）を用意しています。各章の学習後に挑戦してみましょう。

まとめてみよう

各章末には、考えたり、記述したりする問題を用意しています。学習をより深めることができます。

特集ページ **章末サプリメント**

各章末には、実践的な内容の特集ページを設けています。章末サプリメントにもTRYを掲載しています。

第1章 栄養素の機能と代謝

第1節 人体の構成成分と栄養素

❶からだの水分の割合は年齢によって変化し，新生児では約80％，高齢者では50％程度になる。

資料1 からだを構成する成分

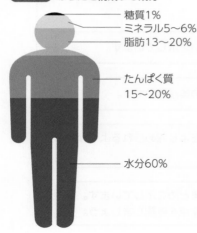

- 糖質1％
- ミネラル5〜6％
- 脂肪13〜20％
- たんぱく質 15〜20％
- 水分60％

TRY

食事から摂取する3大栄養素のバランスを調べ，人体の構成成分と比較してみよう。

❷これを動的平衡という。

❸でんぷん以外の有機物や動物性食品の有機物も，酸化（燃焼）により最終的に二酸化炭素と水とATPができるしくみは同じである。

1. 人体の構成成分とエネルギー

　私たちのからだは，**水分**，**たんぱく質**，**脂肪**，**ミネラル（無機質）**，**糖質**などで構成されている。体重の約60％❶は水分が占めており，たんぱく質は約15〜20％，脂肪は一般に13〜20％程度である 資料1 。骨は，カルシウムやリンなどのミネラルでできている。これらのからだを構成する成分は，体内で日々壊してはつくるという作業が繰り返されて，同じ状態に保たれている❷。

　また，からだを構成している主な元素は，**酸素（O）**，**炭素（C）**，**水素（H）**，**窒素（N）**である 資料2 。生命活動を維持するための**エネルギー**は，食物中の炭素原子や水素原子を体内で燃焼（酸化分解）することで得られる。たとえば，人がでんぷんを食物として摂取すると，酸化反応を触媒する酵素のはたらきによって段階的に分解され，最終的に二酸化炭素と水が生じる。この反応過程で生じる**アデノシン三リン酸（ATP）**Adenosine triphosphate は，筋肉を動かしたり，細胞内で物質を合成したり，神経細胞から脳へ電気信号を伝達したりするなど，あらゆる生命活動に必要なエネルギーとして利用される❸。

　このように，私たちは毎日食物や水を摂取し，その成分をエネルギー源やからだの構成成分に利用している。

資料2 からだを構成する主な元素

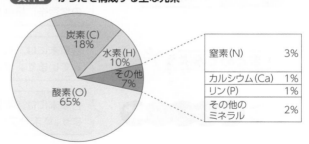

| 炭素(C) 18% |
| 水素(H) 10% |
| その他 7% |
| 酸素(O) 65% |

窒素(N)	3%
カルシウム(Ca)	1%
リン(P)	1%
その他のミネラル	2%

2. 栄養と栄養素

　栄養は，からだを養うという意味で，私たちの健康を保つ生命現象をさしている。つまり，栄養とは，私たちが食物を摂取して生命を維持すること，すなわち成長，運動，思考，健康の保持といったすべての生活活動を営む現象をいう。これに対し，**栄養素**とは，私たちが生きていくために必要とされる食品中の成分をいう❹。

3. 栄養素の種類

　食品中の栄養素には，炭水化物・脂質・たんぱく質・ビタミン・ミネラル（無機質）がある。人が生きていくためには水も重要であるが，容易に摂取できるので栄養素には含めない。栄養素のなかでも，摂取量の多い炭水化物・脂質・たんぱく質を**3大栄養素（エネルギー産生栄養素）**といい，これにビタミン・ミネラルを含めて**5大栄養素**と呼ぶ。ビタミン・ミネラルは，エネルギー産生栄養素と比べてはるかに少ない量で働く微量栄養素である。

❹「栄養がある食べ物」という表現が使われることも多いが，食べ物に含まれるのは栄養ではなく栄養素であるため正確ではない。正しく表現するとすれば，「必要な栄養素が十分に含まれている食べ物」である。

Column

栄養学の歴史

　栄養学が自然科学としてとらえられるようになったのは，17〜18世紀の物理学，生理学，化学の発展によるものである。19世紀に入り，3大栄養素である糖質（炭水化物）・脂質・たんぱく質のエネルギーとしての意義が理解され，ミネラル（無機質）の必要性が明らかにされた。さらに，20世紀に入ってビタミンが発見され，これまで原因不明だった疾病には，栄養素の欠乏によるものがあることが理解されるようになった。

　歴史を振り返ると，人類は長い間，不衛生による感染症だけでなく，栄養不足で多くの命を失ってきたが，20世紀になってようやく，栄養を充足することで健康を維持し，多くの疾病を予防できることがわかってきたのである。

　一方で，現代は食物が豊富に手に入るようになったことで，食べすぎや運動不足による肥満や生活習慣病が問題となっている。適切なものを適量食べることは，以前にも増して重要になってきている。

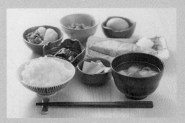
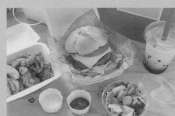
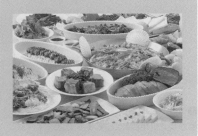

4. 栄養素のはたらき（機能）

　私たちが健康に生きていくためには，栄養素の種類やはたらき（機能）を理解したうえで，適切な種類の栄養素を摂取する必要がある。

　栄養素の種類によってはたらきは異なるが，大きく3つに分けられる 資料3 。 5

　（1）エネルギー源として，体温を保ったり，運動や神経のはたらきに利用されたりする。

　（2）骨や筋肉・血液や内臓の組織などの，からだの構成成分となる。 10

　（3）からだのさまざまな機能を調節する。

資料3　栄養素の種類とはたらき

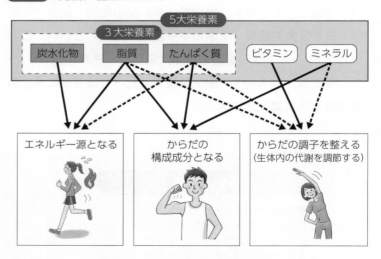

　これらのはたらきをするために，体外から食物として取り入れた栄養成分をもとにして，体内で次のような反応を行っている。

　（1）必要な物質を合成したり，利用しやすい形に変えたりする。 15

　（2）分解してエネルギーを得る。

　（3）不要になったからだの成分を分解して，排泄できる形にしたり，素材として再利用したりする。

　このような体内における物質の化学反応の過程を**代謝**という❶。 20

❶体内での代謝は，たんぱく質である酵素が反応の触媒として働くことで行われる。

5. 食品に含まれる栄養素

　私たちが日常食べている食品には，さまざまな栄養素がいろいろな形で含まれている。その栄養素の種類や量は食品によって異なる❷。健康を維持・増進するためには，必要な栄養素を過不足なく摂取する必要があるため，いろいろな食品をバランスよくとらなくてはならない。1食に主食・主菜・副菜をそろえて，1日にできるだけ多くの種類の食品をとる必要があるのはそのためである。1日の生活時間のなかで，多品目の食品を何回かに分けて，楽しみながら食べるとよい。

　また，適切な栄養素の摂取量は，乳幼児期，青少年期，成人期，高齢期，妊娠・授乳期などのライフステージによって異なる。特に成長期や青年期の栄養状態は，現在だけでなく将来の健康にも影響を与えるので，不摂生な生活を避け，十分な栄養素をとることを心がけたい Column 。

❷食品中に含まれている栄養素の種類や量を食品ごとに表したものが**日本食品標準成分表（食品成分表）**（▶p.68）である。文部科学省から食品成分データベースとしても公開されている。(https://fooddb.mext.go.jp/) このデータベースは，文部科学省が開発したものであり，試験的に公開しているものである。

　もっと簡単に理解できるように，成分の似かよった食品を分類した食品群もいくつか考案されている。（▶p.80）

Column

私たちの「食」をとりまく生活環境

　私たちの食事の形態や内容は，住んでいる社会の生活環境や家族の構成などによって影響を受けている。個人の食物に対する考え方や知識，ライフスタイルによっても異なっている。食料の生産や供給・流通といった，居住する地域や国の食料経済の影響が大きいのはもちろん，国際化のなかでの経済の動きと直結している。

　食の嗜好性は，伝統的に培われたものであるが，宗教的なタブーなどによって，食事内容が規制されていることもある。つまり，食生活は，それぞれの地域における食文化の形成や発達と関連が深い。

　食物と人とのかかわりを学ぶ時，単に栄養素を満たせばよいという視点だけでなく，食物と人とのかかわりについて多面的な背景を理解する広い視野を持つことが望ましい。

　幸いにも現在，私たちは，生産技術の向上や加工・流通システムの国際化などで，多くの食物を選択することができるが，地球上には国際紛争や経済的理由から，エネルギーやたんぱく質，必要な栄養素が十分に摂取できない地域もある。気候変動や人口の増加により，地球上で生産できる食糧ではすべての人をまかなえなくなる。持続可能な世界のために，私たちは何ができるだろう。

まとめ

●人体と栄養のかかわりについて理解できた。 □

●栄養の概念と栄養素の機能について理解できた。 □

第 2 節 炭水化物

ねらい

- 炭水化物の種類と機能について理解しよう。
- 炭水化物の代謝について理解しよう。
- 炭水化物の調理による変化について理解しよう。

❶動物は，太陽エネルギーを直接利用することができないため，植物が光合成によってつくったでんぷんなどのエネルギー貯蔵物質を利用している。

1. 炭水化物の種類

炭水化物は，炭素（C）と水（H_2O）が結合した形をもとに名づけられた有機化合物であり，一般に$C_m(H_2O)_n$の化学式で表される。炭水化物には**糖質**と**食物繊維**があり，動植物のエネルギー貯蔵物質❶やからだの構成成分として，自然界に広く存在している 資料1 。**糖質**は体内で消化・吸収され，最終的には二酸化炭素（CO_2）と水に代謝（分解）され，その過程でエネルギーを生み出す。一方，**食物繊維**は，人の体内ではほとんど消化されない。

炭水化物の基本となる最小のものを**単糖**という。これを基本単位として，単糖が2個から数個つながったものを**少糖（オリゴ糖）**，多数つながったものを**多糖**という 資料1 。

資料1 炭水化物の分類

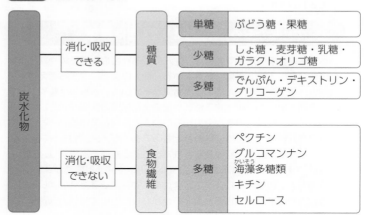

1. 単糖類

単糖類は，水に溶けやすく甘味がある。単糖類には，炭素の数が3個から7個のものがあるが，体内では特に，炭素数が5個の五炭糖および6個の六炭糖が重要である。五炭糖には，**核酸**❷の構成成分であるデオキシリボースやリボースなどがある。六炭糖には，栄養上重要な**ぶどう糖（グルコース）**や**果糖（フルクトース）**，**ガラクトース**などがある 資料2 。

❷**核酸** 細胞内で遺伝にかかわる情報を持ち，たんぱく質合成などに関係する物質。DNA や RNA のこと。

資料2 単糖類の構造と主な所在

種類	構造	主な所在・特徴
ぶどう糖（グルコース）		くだもの, 野菜, 血液（約0.1%）。 しょ糖やでんぷんなどを構成する成分。
果糖（フルクトース）		くだもの, はちみつ。 しょ糖を構成する成分。冷やすと甘味がしょ糖の約1.5倍の強さになる。
ガラクトース		ぶどう糖と結合して乳糖を形成。 寒天の構成成分。

2. 少糖（オリゴ糖）類

少糖（オリゴ糖）類は, 単糖が結合している数によって二糖類 **資料3**, 三糖類, 四糖類などという。単糖類と同じく, 水に溶けやすく, 甘味を持つものが多い。特に**しょ糖**は, 植物中に広く存在して精製しやすく, ほどよい甘さを持つため, 古くから砂糖として料理にもよく利用されている **資料3**。また, ガラクトオリゴ糖などいくつかの少糖類は, 腸のはたらきをよくする機能があることがわかっている。

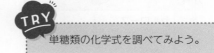
TRY
単糖類の化学式を調べてみよう。

資料3 二糖類の構造と主な所在

種類	構成する単糖	構造	主な所在
麦芽糖（マルトース）	ぶどう糖＋ぶどう糖	（ぶどう糖）（ぶどう糖）	でんぷんの部分分解物 麦芽あめ 水あめ
しょ糖（スクロース）	ぶどう糖＋果糖	（ぶどう糖）（果糖）	さとうきびの茎 てんさいの根 かえでの樹液 砂糖には, 約99%含まれている。
乳糖（ラクトース）	ぶどう糖＋ガラクトース	（ガラクトース）（ぶどう糖）	牛乳（約4%） 人乳（5～7%）

❶通常，でんぷんにはアミロースとアミロペクチンの両方が含まれており，アミロペクチンが70～80％を占めている。ただし，もち米ではアミロペクチンが100％である。

資料4 でんぷんの構造と消化酵素による分解

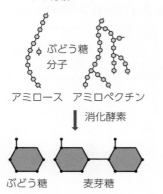

ぶどう糖分子

アミロース　アミロペクチン

↓ 消化酵素

ぶどう糖　麦芽糖

資料5 食物繊維の分類

分類	名称
不溶性	セルロース ヘミセルロース（非セルロース多糖類） キチン
水溶性	ペクチン 植物ガム グルコマンナン 海藻多糖類

資料6 植物細胞中のセルロース

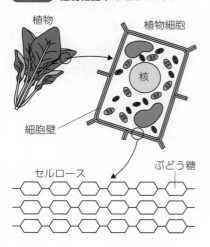

植物
植物細胞
核
細胞壁
セルロース
ぶどう糖

3. 多糖類

多糖類は，単糖が多数結合した高分子である。一般に水にとけず，甘味もない。多糖類は，糖質と食物繊維に分けられる。

①糖質

（1）でんぷん　でんぷんは，穀類やいも類・豆類などの植物性食品に多く含まれる多糖で，ぶどう糖が多数結合したものである。結合のしかたで**アミロース**と**アミロペクチン**の2種類に分けられる❶。アミロースは直鎖状に，アミロペクチンは枝分かれ状に，ぶどう糖が多数結合している。でんぷんは，摂取するとだ液や小腸の消化酵素のはたらきで，最終的にぶどう糖に分解される 資料4 。

（2）グリコーゲン　グリコーゲンは，動物でんぷんともいわれ，動物の肝臓や筋肉に多く含まれている多糖（貯蔵多糖）である。でんぷんのアミロペクチンよりもさらに細かく枝分かれしている。エネルギーが必要になるとぶどう糖に分解され，血液中に放出される。

（3）デキストリン　デキストリンは，でんぷんが部分的に分解したものである。加工食品や医薬品の製造に使われている。

②食物繊維

人の消化酵素では消化・吸収されにくい多糖類を**食物繊維**（**ダイエタリーファイバー**）または**難消化性多糖類**と呼ぶ。食物繊維は，不溶性の（水に溶けない）ものと水溶性のものに分類され 資料5 ，はたらきが異なる。

▶p.16

（1）セルロース　セルロースは，植物の細胞壁を構成する多糖類で 資料6 ，野菜や穀類に多く含まれる。でんぷんと同じようにぶどう糖が直鎖状に多数結合しているが，でんぷんとは結合のしかたが異なっている。そのため，人の消化酵素では消化されにくい。また，水にも溶けない。セルロースは，食物繊維の代表的な成分である。

(2) ペクチン　ペクチンは，植物の細胞と細胞を接着する役割を持つ多糖類である。くだものに多く含まれ，水溶性である。酸や砂糖と一緒に加熱すると，ゼリー状になる❷。

(3) アガロース　アガロースは，てんぐさなどの海藻に含まれるガラクトースを含む多糖類である。寒天の主成分であり，熱水にとけやすく，そのまま冷やすとゲル化してゼリー状になる。

(4) その他の多糖類　こんにゃくのグルコマンナン，海藻のアルギン酸やカラギーナン，えびやかにの殻のキチンなどの多糖類は，消化・吸収されにくいので，食物繊維に含まれる。

❷この性質を利用してジャムがつくられる。

❸異性化糖　果糖ぶどう糖液糖またはぶどう糖果糖液糖として，清涼飲料などの加工食品に多く利用されている。
❹ビフィズス菌　乳酸菌と共に腸内で有益に働く善玉菌といわれる。

資料7　甘味料

　最近では，砂糖の他にもさまざまな特徴を持つ甘味料が使われている。

●糖由来の甘味料
①異性化糖…でんぷんを酵素でぶどう糖に分解した後，約50%を果糖に変えた，ぶどう糖と果糖の混合物。しょ糖より甘味が強い❸。ジュースなどに使用される。
②転化糖…しょ糖を分解したもの。ぶどう糖と果糖の等量混合物。異性化糖と製法は異なるが，成分は同じ。
③フラクトオリゴ糖（フルクトオリゴ糖）…しょ糖に果糖（フルクトース）が１個〜数個結合した少糖。人の消化酵素で分解されにくい。腸内のビフィズス菌❹を繁殖させる作用を持つものがある。
④パラチノース…ぶどう糖と果糖が，しょ糖とは違う結合のしかたでつながったもの。甘味はしょ糖より弱いが，虫歯菌はこれを利用できないので，虫歯の原因にならない甘味料。
⑤キシリトール…しょ糖より甘味はやや弱いが，虫歯菌が利用できないので，虫歯の原因にならない甘味料。ガムやキャンディに利用されている。

●糖由来ではない甘味料（炭水化物ではない甘味料）
①アスパルテーム…食品添加物として認可されている高甘味度甘味料。しょ糖の約200倍の甘味を持つ。ジュースなどの飲料に利用される。
②スクラロース…しょ糖の構造に似た高甘味度甘味料。しょ糖の約600倍の甘味を持つ。
③アセスルファムK…高甘味度甘味料。しょ糖の約200倍の甘味を持つ。ジュースなどの飲料に利用される。
④ステビオシド…キク科植物のステビアから抽出された高甘味度甘味料。しょ糖の約200倍の甘味を持つ。

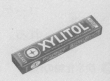

キシリトールを使ったガム

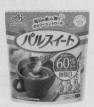

アスパルテームを使った甘味料

TRY
市販の飲み物に含まれる甘味成分には，どのようなものがあるか調べてみよう。

2. 炭水化物の代謝

1. 炭水化物の消化と吸収

　人が摂取する炭水化物のうち，消化・吸収できるのは，でんぷんやその分解物のデキストリン，しょ糖や乳糖，麦芽糖などの二糖類，単糖類である❶　資料1 。でんぷんは，だ液や 　　　　　　　5
小腸でのすい液中に含まれる消化酵素（**アミラーゼ**）によって，二糖類の麦芽糖に分解される。麦芽糖は，小腸粘膜にある消化酵素（**マルターゼ**）によって単糖のぶどう糖になり，ただちに吸収される　資料8 。しょ糖や乳糖❷などの二糖類も同様に，単糖に分解されてから吸収される。　　　　　　　　　10

2. ぶどう糖の利用

　吸収されたぶどう糖などの単糖類は，**門脈**❸を通って肝臓に運ばれる。　資料9 に示すように，肝臓内のぶどう糖の多くは血液に入り，血糖として全身の各組織に運ばれ，**解糖系**や**クエン酸回路**（**TCA回路**）という代謝経路によってエネルギー源として利用される。すぐに利用されない過剰なぶどう糖は，肝臓でグリコーゲンに変換され一時的に貯蔵される。そして，必要に応じてぶどう糖に再分解されて利用される。また，筋組織に運ばれたぶどう糖からも安静時にはグリコーゲンが合成され，激しい運動をすると筋肉に蓄えられたグリ 　　20
コーゲンがぶどう糖に分解されてエネルギー源として利用される。

❶人は，これら以外の糖（食物繊維など）に対する消化酵素を持たないため，ほとんど消化・吸収することができない。腸内細菌によって分解される炭水化物もある。

資料8　でんぷんの消化

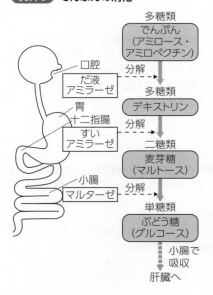

❷乳糖を分解するラクターゼが少ない人は，牛乳などを飲むと下痢症状を示すことがある。これを**乳糖不耐症**という。

❸**門脈**　小腸などの消化管の静脈血を集めて肝臓に送る血管（▶p.27）。

資料9　炭水化物の代謝

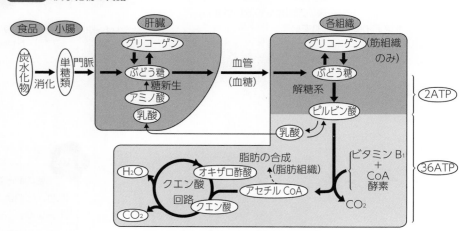

3. ぶどう糖の分解とエネルギー

　ぶどう糖は，体内の各組織で分解されると，その過程で**ア
デノシン三リン酸（ATP）**[4]と呼ばれるリン酸化合物にエネル
ギーが蓄えられる。さらに，そのATPが分解される時に，熱
5（体温）や運動のエネルギーとして消費・利用される 資料10 。
　各組織の細胞では，吸収されたぶどう糖が解糖系でピルビ
ン酸に分解される。酸素が十分にあると，さらに**アセチル
CoA**[5]となり，クエン酸回路に入る。アセチルCoAは最終的
には酸素を使って二酸化炭素と水になり[6]，同時に多量の
10 ATPがつくられる。酸素が不十分の状態では，解糖系でつ
くられたピルビン酸は乳酸になる。この過程でつくられる
ATPは少量であるが，酸素が不足していても反応は進むの
で，急激な運動時には利用できる 資料9 。

4. 血糖値の調節

15　血液中のぶどう糖濃度を**血糖値**という。血糖値は，通常，
インスリン[7]というホルモンによる調節で約0.1%（100mg/
dL）に保たれている。ぶどう糖が小腸から吸収されて血糖
値が上がると，インスリンのはたらきでぶどう糖が各組織に
取りこまれ，血糖値が下がる。このはたらきがうまくいかな
20 いと血糖値が上昇したままになり，尿中にもぶどう糖が排出
されるようになる[8]。一方，血糖値が下がると，肝臓でのグ
リコーゲンの分解反応や，アミノ酸・乳酸などからぶどう糖
をつくり出す反応（**糖新生**）によって，血液中にぶどう糖が
供給される。

3. 炭水化物の栄養

1. エネルギー源

　消化・吸収された炭水化物は，ぶどう糖になり，体内でエ
ネルギーとして利用される。そのエネルギー量は，糖質1g
あたり約4kcalである[9]。摂取した時にすぐに利用されない
▶p.68
30 ぶどう糖は，グリコーゲンに変換されてエネルギー物質とし
て貯蔵される。しかし，炭水化物を過剰に摂取すると，主に
脂肪組織や肝臓でアセチルCoAから脂肪酸を経て中性脂肪
に変換されて，体脂肪として蓄積される。

[4]アデノシン三リン酸（ATP）末端のリ
ン酸基が加水分解される時にATP1モ
ルあたり7.3kcalのエネルギーを放出
する。

資料10 **ATPの分解とエネルギー**

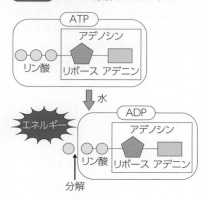

[5]**アセチルCoA**　アセチル基(CH_3CO-)
にCoA（コエンザイムエー）という補
酵素が結合したもの。

[6]ぶどう糖1分子がすべて酸化分解され
ると，CO_2（二酸化炭素）とH_2O（水）
が6分子ずつできる。

[7]**インスリン**　すい臓から分泌されるホ
ルモンで，血糖値を下げるはたらきがあ
る（▶p.124）。

[8]尿中に含まれるぶどう糖を尿糖とい
う。

[9]一般にエネルギーの単位は，物理学の
仕事量であるJ（ジュール）を用いる。
1Jは，1ニュートン（N）の力で1kg
のものを1m動かす時に必要なエネル
ギーである。1calとは1gの水を1℃
上昇させるのに必要な熱量で，1cal＝
4.2Jと換算される。現在，日本以外の
ほとんどの国ではJが使われている。
kcal（キロカロリー）はCal（大カロリー）
とも表記される。

日常で摂取する炭水化物のうち，最も多いものはでんぷん Column であり，ついで，しょ糖と異性化糖である。しょ糖はでんぷんと比べて消化されやすいため，過剰に摂取すると，血液中の中性脂肪が上昇しやすい，肝臓での脂肪が蓄積しやすい，虫歯❶になりやすいなどの特徴がある。

❶虫歯　口腔内に住むミュータンス菌は，しょ糖を利用して歯の表面に不溶性の粘着性物質をつくる。そのなかでいろいろな菌類が増え，代謝物として有機酸をつくる。それが歯の表面を溶かして穴をあけたのが虫歯である。

2. 食物繊維の作用

食物繊維は消化されないので，分子構造が大きいまま消化管を通過していく。その際に，他の成分を巻きこんで移動する性質がある 資料11 。**水溶性食物繊維**は水にとけて粘性が出るので，食物の胃から腸への通過時間が長くなる。そのため，ぶどう糖の小腸での吸収がゆっくり行われ，体重増加の抑制や，糖尿病の予防や治療に役立つ。また，コレステロール ▶p.124 などの吸収が妨げられるため，血液中のコレステロール濃度の上昇を防ぎ，動脈硬化を予防すると考えられている。 ▶p.126

一方，**不溶性食物繊維**は便の量を増やすため，腸のはたらきを活発にし，大腸内の通過時間を短くする。これは，便秘の予防になると共に発がん物質の排泄を促すことにもなり，大腸がんの発生を抑える効果があるといわれている。また，一部の食物繊維は，大腸で腸内細菌が分解することによって，人のエネルギー源となる。

Column

でんぷんの種類

でんぷん粒は，穀類やいも種類によって大きさや形が異なる。

コーンスターチ

うるち米でんぷん

ばれいしょでんぷん

タピオカでんぷん

資料11　食物繊維の役割

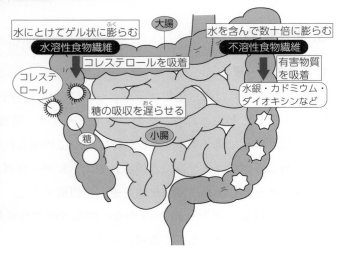

大腸

水にとけてゲル状に膨らむ

水溶性食物繊維

コレステロールを吸着

コレステロール

糖の吸収を遅らせる

糖

小腸

水を含んで数十倍に膨らむ

不溶性食物繊維

有害物質を吸着

水銀・カドミウム・ダイオキシンなど

4. 調理による炭水化物の変化

　ぶどう糖や果糖などの単糖類は，加熱によってアミノ酸やたんぱく質と反応する**アミノ-カルボニル反応**が起こり，褐変物質であるメラノイジンを生成する[2] 資料12。みそ・しょうゆの色や，ケーキ・クッキーなどの表面に褐色の焼き色がつくのはこのためである。この反応によって，たんぱく質の栄養価は低下するが，同時に生じる低分子香気成分が食物に香ばしい香りや甘い香りなどの好ましい香りをつけて嗜好性を高める。

　また，砂糖液を加熱濃縮していくと，170〜180℃で**カラメル化反応**が起きてカラメルができる 資料12。これを薄めるとカスタードプリンのソースができる。カラメルは，着色や香りづけに使われている。

　多糖類のでんぷんは，生の状態ではアミロースとアミロペクチンが緻密に配列している β-でんぷんで，そのままでは消化酵素の作用を受けにくい。しかし，水を加えて加熱すると水分子がでんぷんに入りこみ，**糊化**[3]して α-でんぷんになり消化酵素が働きやすくなるため，消化がよくなる。そのため，でんぷんを多く含む穀類やいも類は加熱して食べる。しかし，一度糊化したでんぷんも，長時間放置すると**老化**[4]を起こし，かたく消化されにくくなる。冷や飯がぱさぱさしてまずくなるのはこのためである。老化の進行には，温度などさまざまな因子が関係している 資料13。

[2] 保存中にみそなどの色が濃くなるように，加熱をしなくても，ゆっくりではあるが反応が進むものがあることが知られている。

[3] 糊化　でんぷんが水のなかで加熱されて，変性して糊状になること。

[4] 老化　糊化でんぷんが再び生でんぷんのように規則正しく配列した状態（β-でんぷん）に戻ること。

TRY
カラメルが着色や香りづけに使われている加工品を探してみよう。

資料13　でんぷんの老化に影響する要因

●老化を起こしやすい要因
・アミロース含量の多いでんぷん（うるち米）
・穀類でんぷん
・不十分な加熱
・水分30〜60%
・低温（特に0〜4℃）

●老化を起こしにくい要因
・アミロペクチン含量の多いでんぷん（もち米）
・いも類でんぷん
・十分に加熱
・水分15%以下
・高温または凍結保存
・砂糖の添加

✓ まとめ

●炭水化物の種類と機能について理解できた。………………………□
●炭水化物の代謝について理解できた。………………………………□
●炭水化物の調理による変化について理解できた。………………□

資料12　アミノ-カルボニル反応とカラメル化反応の違い

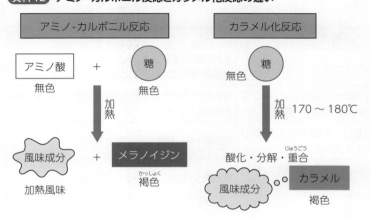

第 3 節　脂質

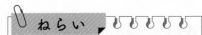

ねらい

●脂質の種類と機能について理解しよう。
●脂質の代謝について理解しよう。
●脂質の調理による変化について理解しよう。

資料1　細胞膜の構造

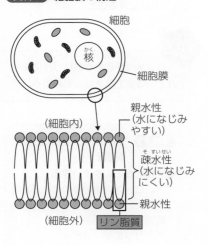

細胞
核
細胞膜
親水性
(水になじみやすい)
(細胞内)
疎水性
(水になじみにくい)
親水性
(細胞外)　リン脂質

1. 脂質の種類

　脂質は，水に溶けにくく，エーテルやクロロホルムなどの有機溶媒に溶ける性質を持つ物質の総称である。脂質はエネルギー源として働くと共に，細胞膜の構成成分としても重要である 資料1 。動物の体内では，皮下や内臓周囲などに脂肪として蓄積され，クッションの役目を果たす 資料2 。また，血液中や脳・神経などの細胞の構成成分として存在する。植物では主に種子中に存在する。脂質は，その化学構造の特徴によって，単純脂質，複合脂質，誘導脂質に分けられる 資料3 。

資料2　皮下脂肪・内臓脂肪と肥満

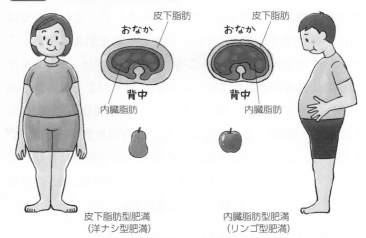

皮下脂肪
おなか
背中
内臓脂肪
皮下脂肪型肥満
(洋ナシ型肥満)

皮下脂肪
おなか
背中
内臓脂肪
内臓脂肪型肥満
(リンゴ型肥満)

資料3　脂質の種類

分類	名称	構造	性質や所在
単純脂質	中性脂肪	脂肪酸+グリセロール	生体の脂肪組織に存在している。食品の油脂の大部分を占める。
複合脂質	リン脂質	脂肪酸+グリセロール(またはスフィンゴシン*)+リン酸+コリンなどの塩基	細胞膜や血液中で脂肪を運ぶリポたんぱく質の膜を構成している。
	糖脂質	脂肪酸+グリセロール(またはスフィンゴシン)+ガラクトースなど	細胞膜や脳，神経細胞に含まれる。
誘導脂質	ステロール	コレステロール，ビタミンD，性ホルモン，胆汁酸	細胞膜や体内に広く分布している。

＊アミノ基を持つ長鎖アルコール。

1. 単純脂質

単純脂質とは，脂肪酸とアルコールが結合したもので，アルコールの種類によって，**中性脂肪**（トリグリセリド）と**ろう**[1]に分けられる 資料4 。一般に，油や脂肪といわれているものは中性脂肪のことで，脂肪酸3分子とグリセロール[2]1分子が結合した構造をしている 資料4 。食品や生体に含まれる脂肪酸は，炭素の数が12～22で偶数（ぐうすう）のものがほとんどである。脂肪酸は，その構造に二重結合（不飽和結合（ふほうわ））のないものを**飽和脂肪酸**，あるものを**不飽和脂肪酸**という 資料5 。不飽和脂肪酸のうち，二重結合が1個のものを一価不飽和脂肪酸，2個以上のものを多価不飽和脂肪酸という。さらに，多価不飽和脂肪酸は，二重結合の位置によってn－3系脂肪酸とn-6系脂肪酸に分類される 資料6 。飽和脂肪酸を多く含（ふく）む油脂は融点（ゆうてん）が高いため，常温では固体状で存在し，魚以外の動物性脂肪に多い。一方，不飽和脂肪酸を多く含むものは，常温では液状で存在し，植物油や魚油に多い。多価不飽和脂肪酸の二重結合の部分は，空気中の酸素と反応し，酸化されやすい。

[1]長い炭化水素の部分を持つ1価のアルコール（高級アルコール）と，脂肪酸がエステル結合したもの。動植物のからだの表面を保護するはたらきを持つ。

[2]グリセリンともいう。

資料4 **中性脂肪（上）とろう（下）の模式図**

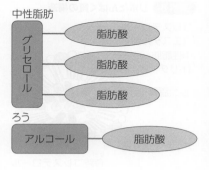

資料5 **脂肪酸の種類と主な所在**

分類	名称		炭素数	主な所在
飽和脂肪酸	酪酸（らくさん）		4	バター
	ヘキサン酸		6	バター・やし油
	オクタン酸		8	バター・やし油
	デカン酸		10	バター・やし油
	ラウリン酸		12	やし油
	ミリスチン酸		14	やし油
	パルミチン酸		16	動/植物油
	ステアリン酸		18	動/植物油
		二重結合数		
不飽和脂肪酸[3]	オレイン酸	1	18	オリーブ油・動/植物油 （n-9[*2]）
	リノール酸	2	18	コーン油・大豆油 （n-6）
	α-リノレン酸	3	18	アマニ油・えごま油 （n-3）
	アラキドン酸	4	20	－ （n-6）
	イコサペンタエン酸(IPA[*1])	5	20	魚油 （n-3）
	ドコサヘキサエン酸(DHA)	6	22	魚油 （n-3）

* 1　p.22参照。
* 2　不飽和脂肪酸はメチル基側から数えた最初の二重結合の位置によってn-3系，n-6系などに分類される。n-3，n-6はそれぞれオメガ3，オメガ6とも呼ばれる。
* 3　天然に存在する不飽和脂肪酸は，すべてシス型である（▶p.22）。

資料6 **脂肪酸の構造例**

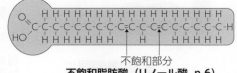

飽和脂肪酸（ステアリン酸）

不飽和脂肪酸（リノール酸, n-6）

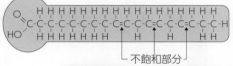

不飽和脂肪酸（α-リノレン酸, n-3）

❶油と水を結びつけるはたらき（界面活性）があり，乳化剤としても利用される。

資料7 リン脂質の模式図

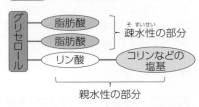

資料8 リポたんぱく質の構造

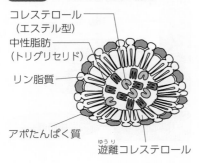

コレステロール
（エステル型）
中性脂肪
（トリグリセリド）
リン脂質
アポたんぱく質
遊離コレステロール

❷胆汁酸塩は胆汁中の成分であるが，肝臓でつくられる。

❸**キロミクロン** 食事から摂取した脂質を運搬するリポたんぱく質。

資料9 リパーゼによるモノグリセリドの生成模式図

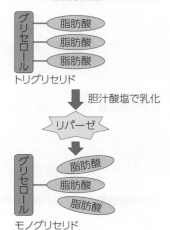

グリセロール
脂肪酸
脂肪酸
脂肪酸
トリグリセリド

↓ 胆汁酸塩で乳化

リパーゼ

↓

グリセロール
脂肪酸
脂肪酸
脂肪酸
モノグリセリド

❹β-酸化という。

2. 複合脂質

複合脂質❶は，グリセロールと脂肪酸以外に他の成分が結合したもので，リン脂質と糖脂質がある。**リン脂質**は，リン酸を含む脂質で，生体膜の構成成分として重要である**資料7**。脳・神経組織や血液中の脂質成分（**リポたんぱく質**）として存在し**資料8**，食品では卵黄や大豆に多く含まれている。

3. 誘導脂質

誘導脂質には，脂肪酸・ステロール類，脂溶性の色素やビタミン類などがある。**コレステロール**は，動物に含まれる代表的なステロールで，細胞膜の成分として重要である。特に脳・神経組織中に多く，血液中にも**リポたんぱく質**の構成成分として含まれる**資料8**。食品では，卵黄，レバー，バターなどに多く含まれている。その他，誘導脂質には，胆汁酸や性ホルモン，副腎皮質ホルモン，ビタミンDがある。

2. 脂質の代謝

1. 脂質の消化と吸収

食事から摂取した脂質の多くを占める中性脂肪（トリグリセリド）は，まず小腸で胆汁中の胆汁酸塩❷により乳化される。その後，脂肪分解酵素であるすい液中の**リパーゼ**（すいリパーゼ）によってモノグリセリドと脂肪酸2分子に分解された後**資料9**，吸収される。脂肪酸とモノグリセリドは，小腸表面の細胞内で中性脂肪に再合成される。さらにコレステロール，りん脂質やたんぱく質と結合して，リポたんぱく質の**キロミクロン**❸となる。キロミクロンはリンパ管に入り，胸管を経て血液中に入って全身に運ばれる**資料10**。

▶p.25
▶p.59

2. 脂質の代謝

血液中に入ったキロミクロン中の中性脂肪は，脂肪酸とグリセロールに分解される。脂肪酸は，各組織中の酸化分解反応で，炭素2個ずつのアセチルCoAとして順次分解されていく❹。アセチルCoAは，炭水化物の場合と同様にクエン酸回路に入り分解され，ATPを生じる。

▶p.15

　絶食時や糖尿病などによりぶどう糖の利用が低下している場合は，脂肪酸が主なエネルギー源となり，脂肪酸からのアセチルCoAの生成量が多くなる。また，脂質を多く摂取した時には，脂肪組織で脂肪酸から中性脂肪が合成され，貯蔵
5 される❺。

❺アセチルCoAから脂肪酸が合成され，グリセロールと結合して中性脂肪となる。

資料10 脂質の代謝

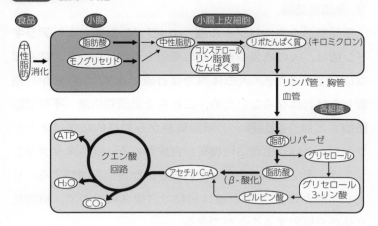

3. コレステロールの代謝

　コレステロールは，食事からの摂取と体内合成によって供給され，食事からの摂取量が多ければ体内での合成量が少なくなるように調節されている。通常の食事からは，コレステ
10 ロールは1日約0.3～0.5g摂取される。コレステロールの合成は，アセチルCoAを出発物質として，主に肝臓で行われる。コレステロールから，胆汁酸や性ホルモン，副腎皮質ホルモン，ビタミンD_3がつくられる。
▶p.35
　コレステロールは水にとけないため，界面活性作用のある
15 リン脂質やたんぱく質と結合することで，リポたんぱく質として血液中でも存在できる形となる。リポたんぱく質は，キロミクロンの他に何種類かあり，比重によって分類されている。比重の小さい**低密度リポたんぱく質（LDL❻）**は，主に
Low Density Lipoprotein
肝臓で合成されたコレステロールをからだの各組織に運ぶ役
20 割を持つ 資料11 。一方，比重の大きい**高密度リポたんぱく質（HDL❼）**は，組織中のコレステロールを肝臓に戻す役割
High Density Lipoprotein
を持つ 資料11 。LDLが血液中に多くなると動脈硬化を起こしやすくなる❽。

❻LDL　LDL中のコレステロールは，**悪玉コレステロール**とも呼ばれる。

❼HDL　HDL中のコレステロールは，**善玉コレステロール**とも呼ばれる。

資料11 LDLとHDLの役割

コレステロールを肝臓からからだの各組織に運ぶ

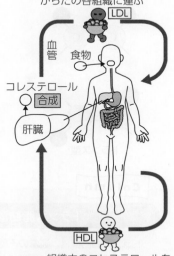

組織中のコレステロールを肝臓に戻す

❽血液中のLDLやHDLのコレステロールの測定は，動脈の健康状態をはかるめやすとなっている。

❶皮膚や生体膜の構成成分として膜のはたらきを正常に保つ。

❷アラキドン酸は摂取されたリノール酸から生成される。

資料12 必須脂肪酸

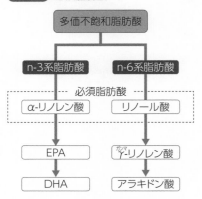

❸イコサペンタエン酸（IPA）ともいう。

TRY

多価不飽和脂肪酸が多い食品を調べてみよう。

資料14 不飽和脂肪酸の二重結合
（上：天然, 下：トランス脂肪酸）

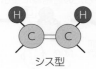

シス型

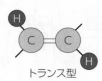

トランス型

3. 脂質の栄養

1. エネルギー源としての脂質

脂肪は，代謝によって1gあたり約9kcalのエネルギーを生じる。炭水化物やたんぱく質と比べると，エネルギーを得るために摂取する食物の量は少なくてよい。▶p.68

2. 必須脂肪酸

脂肪酸のうち，**リノール酸**，**α-リノレン酸**および**アラキドン酸**は，人の成長やからだの機能を正常に保つために必要な成分である❶が，人の体内では合成できず❷，食物から摂取しなければならないため，これらを**必須脂肪酸（不可欠脂肪酸）**という 資料12 。必須脂肪酸から最終的にプロスタグランジンという生理活性物質が合成される。プロスタグランジンは，炎症反応や免疫などさまざまな機能を調整する。リノール酸とα-リノレン酸は植物で合成されるので，植物性食品から摂取することができる。

3. 脂肪酸の栄養

飽和脂肪酸が多い動物性脂肪 資料13 を多量に摂取すると，血中コレステロール濃度が上昇しやすい。多価不飽和脂肪酸のうち，魚類に多く含まれる**エイコサペンタエン酸（EPA）**❸や**ドコサヘキサエン酸（DHA）**などのn-3系脂肪酸は，血液凝固を防いで血栓症を予防するはたらきがあることや，脳神経の機能に必要であることなどが知られている。リノール酸などのn-6系脂肪酸は，欠乏すると皮膚炎の症状が出ることなどが知られている。また，とりすぎると過度な炎症反応を起こすおそれがある。n-3系脂肪酸とn-6系脂肪酸をバランスよくとることが大切である。

Column

トランス脂肪酸

トランス脂肪酸は，通常の不飽和脂肪酸とは異なり，二重結合の向きが反対（トランス型）の脂肪酸である 資料14 。天然の脂肪酸はシス型であり，トランス型は微量にしか存在していない。トランス脂肪酸は，植物油脂を原料として製造されるマーガリンやショートニングなどの油脂に含まれる。植物油脂は，複数の二重結合を持つ不飽和脂肪酸を多く含み液体であるが，水素を加えて飽和化することで動物油脂の固体の性質に近づき，その過程でトランス脂肪酸が生成する。トランス脂肪酸をとりすぎるとLDLコレステロールが増加し，動脈硬化のリスクが高まる可能性があることが知られている。

資料13 油脂の脂肪酸組成

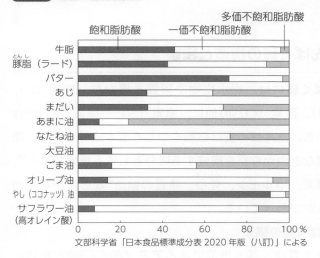

文部科学省「日本食品標準成分表 2020 年版（八訂）」による

資料15 油脂の加熱で起こる現象

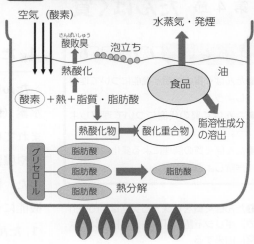

4. 調理による脂質の変化

　油脂や，油脂を多く含む食品を空気にさらしたまま長く保存したり，加熱を繰り返したりすると，不快な臭気や味がつき，変色したり粘り気を生じたりする **資料15** 。これを油脂

5 の**酸敗**（変敗・劣化）という **資料16** 。酸敗した油脂は，消化率や栄養価が低下するだけでなく，有毒な物質を生じ，食中毒の原因ともなる。200℃以上に加熱すると酸敗が進みやすく，毒性の強い物質を生成することもあるので，揚げ油や炒め油を煙が上がるほど加熱することは避ける。何回も使用

10 した古い揚げ油は，揚げ物がからりと揚がりにくく味も劣るので，適当な時期に廃棄することが望ましい❹。一般に，色・におい・粘り気・泡・発煙の有無❺などを総合して廃棄の判断をする。

TRY
油脂の酸敗を防ぐ保存方法を調べてみよう。

❹環境を悪化させないよう，油を廃棄する際は十分な配慮が必要である。

❺通常の揚げ物は，発煙点以下の温度（130 〜 180℃）で行われるが，酸敗油脂は，発煙点が低下しているので，発煙点以下の温度でも発煙する場合がある。

資料16 油脂の自動酸化

　油脂の酸敗の原因となる変化のひとつとして，自動酸化がある。自動酸化は，油脂を構成している多価不飽和脂肪酸が空気中の酸素と反応して過酸化物を生じる反応である。この反応は自己触媒的な連鎖反応で，一度過酸化物ができると反応は加速度的に進行して，不快臭の原因になったり，重合して粘り気を増したりする。そのため，開封後の油は早めに使用したほうがよい。

　油脂の酸敗には，酸素の他に，温度，光，金属などが関係する。したがって，保存の際は，光を通さず金属性ではない密封容器に，なるべく空気が残らないように満たし，冷暗所に置く。

✓ まとめ

●脂質の種類と機能について理解できた。……………………………………………☐

●脂質の代謝について理解できた。……☐

●脂質の調理による変化について理解できた。……………………………………☐

第4節 たんぱく質

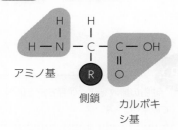

ねらい

- たんぱく質の種類と機能について理解しよう。
- たんぱく質の代謝について理解しよう。
- たんぱく質の調理による変化について理解しよう。

❶たんぱく質を意味する英語は protein で，ギリシャ語の「第一人者」という言葉に由来する。

❷血液成分のなかには，他の物質を輸送するはたらきを持つたんぱく質がある。

資料1 アミノ酸の構造

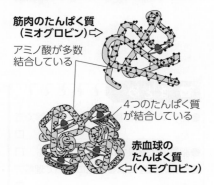

アミノ基　側鎖　カルボキシ基

➡1分子中に，アミノ基とカルボキシ基の両方がある。

❸遺伝子に暗号の形で含まれている情報が，アミノ酸の種類と配列順序を決めている。

資料3 たんぱく質の立体構造の例

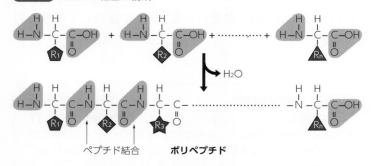

筋肉のたんぱく質
（ミオグロビン）⇨
アミノ酸が多数
結合している

4つのたんぱく質
が結合している

赤血球の
たんぱく質
⇦（ヘモグロビン）

1. たんぱく質の構造と種類

たんぱく質には，炭水化物や脂質と異なり，炭素（C），水素（H），酸素（O）の他に，窒素（N）や硫黄（S）が含まれている。たんぱく質は細胞をつくる基本成分であり，筋肉や臓器などのからだを構成する成分としても重要である❶。また，酵素，ホルモン，免疫，物質の輸送❷など，からだの機能にもかかわっている。

1. たんぱく質の構造

たんぱく質は，基本単位である**アミノ酸**（資料1）が鎖状に多数結合した高分子化合物である。アミノ酸とアミノ酸の結合のしかたを**ペプチド結合**といい，一方のアミノ酸のアミノ基と，他方のカルボキシ基から水がとれて結合した形となっている（資料2）。このようなペプチド結合でできている物質を**ペプチド**という。たんぱく質は，多数のアミノ酸が結合したポリペプチドであり，結合するアミノ酸の数と結合の順序は，たんぱく質ごとに厳密に決まっている❸。これによって，たんぱく質の立体的な形や性質・作用が決まってくる。また，複数のたんぱく質が集まった構造をしたものもある（資料3）。

資料2 ペプチド結合の構成

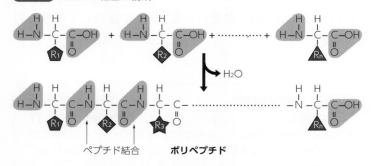

ペプチド結合　**ポリペプチド**

2. たんぱく質の種類

　アミノ酸だけから構成されているたんぱく質を**単純たんぱく質**，アミノ酸以外の成分を含むものを**複合たんぱく質**という。単純たんぱく質は水，酸，アルカリやアルコールなどへの溶解性によって，また複合たんぱく質はその結合している物質によって，それぞれ 資料4 のような種類がある。また，他にも形状，はたらき，由来などによるたんぱく質の分類方法もある 資料5 。各たんぱく質に含まれている元素の量の割合はほぼ一定であり，窒素は約16%含まれている。

資料4　**たんぱく質の種類と特徴**

	種類	特徴	主なものの名称
単純たんぱく質	アルブミン	水にとけ, 加熱すると凝固する。	卵のオボアルブミン 血液中の血清アルブミン 牛乳のラクトアルブミン
	グロブリン	水にとけず, 薄い食塩水にとけ, 加熱すると凝固する。アルブミンと共存している。	大豆のグリシニン 肉のミオシン
	グルテリン	水にとけず, 薄い酸やアルカリにとけ, 加熱しても凝固しない。	小麦のグルテニン 米のオリゼニン
	プロラミン	水にとけず, アルコールにとける。	小麦のグリアジン とうもろこしのツェイン
	硬たんぱく質	水・食塩水・酢・アルカリなどにとけない。	骨などのコラーゲン 腱のエラスチン 毛や爪などのケラチン
複合たんぱく質	核たんぱく質	単純たんぱく質と核酸が結合したもの。たんぱく質の合成に関係する。	細胞核のヒストン
	糖たんぱく質	たんぱく質に糖が結合したもの。たんぱく質の多くはこの形である。	卵白のアビジン だ液のムチン
	リンたんぱく質	たんぱく質にリン酸が結合したもの。	乳汁のカゼイン 卵黄のビテリン
	色素たんぱく質	たんぱく質に色素が結合したもの。	血液のヘモグロビン 筋肉のミオグロビン
	リポたんぱく質	たんぱく質に脂質が結合したもの。脂質の体内輸送に関与する。	血液中のリポたんぱく質
	金属たんぱく質	たんぱく質に金属が結合したもの。	肝臓のフェリチン(鉄)

注：この他に，たんぱく質を物理的・化学的に処理して得られる誘導たんぱく質がある。

> 資料5　**たんぱく質の分類**
> ● 形状による分類…球状たんぱく質，繊維状たんぱく質
> ● はたらきによる分類…構造たんぱく質❹，機能たんぱく質❺
> ● 由来による分類…動物性たんぱく質，植物性たんぱく質

❹**構造たんぱく質**　生物のからだの細胞・組織・器官を形成しているたんぱく質。

❺**機能たんぱく質**　酵素やホルモンなど，体内でさまざまな役割を果たすたんぱく質。

2. アミノ酸の種類

　自然界には多数のアミノ酸の存在が知られているが，たんぱく質を構成するアミノ酸は，そのうちの20種類 資料6 である❶。これらのアミノ酸のなかには，体内で合成できないアミノ酸もあり，それらは食物からとり入れなければならない。このようなアミノ酸を**必須アミノ酸（不可欠アミノ酸❷）**という 資料7 。必須アミノ酸以外のアミノ酸は，**非必須アミノ酸（可欠アミノ酸）**という。

❶ 資料6 のアミノ酸の他，たんぱく質には，それらが一部変化したヒドロキシリジンやヒドロキシプロリンなどのアミノ酸も存在する。

❷**不可欠アミノ酸**　学術用語としては「不可欠」のほうがわかりやすいということから，「不可欠アミノ酸」を使う場合もある。

TRY

　必須アミノ酸はどのような味がするのか調べてみよう。

資料6 **たんぱく質を構成するアミノ酸**

分類	アミノ酸
中性アミノ酸	グリシン・アラニン・バリン・ロイシン・イソロイシン
	セリン・トレオニン
	アスパラギン・グルタミン
	シスチン*・メチオニン*
	プロリン
	フェニルアラニン**・チロシン**・トリプトファン
酸性アミノ酸	アスパラギン酸・グルタミン酸
塩基性アミノ酸	リシン・アルギニン・ヒスチジン

注1：　　　は必須アミノ酸。リシンはリジン，トレオニンはスレオニンとも呼ばれる。
注2：アミノ酸の®の部分（p.24 資料1 ）がそれぞれのアミノ酸によって異なる。®の部分の性質によって，中性・酸性・塩基性のアミノ酸に分類される。この他に，たんぱく質を構成しないアミノ酸もあり，そのなかには固有の機能を持つものがある。
注3：＊のシスチンとメチオニンは含硫アミノ酸，＊＊のフェニルアラニンとチロシンは芳香族アミノ酸と呼ばれる。

❸1985年 FAO/WHO/UNU 報告による。
・FAO：Food and Agri-culture Organization of the United Nations（国際連合食糧農業機関）
・WHO：World Health Organization（世界保健機関）
・UNU：United Nations University（国連大学）

資料7 **必須アミノ酸（不可欠アミノ酸）**

　たんぱく質を構成するアミノ酸20種類のうち，9種類が必須アミノ酸である❸。
　必須アミノ酸は，それぞれの必要量が定められている。メチオニン（必須アミノ酸）からシスチン（非必須アミノ酸），フェニルアラニン（必須アミノ酸）からチロシン（非必須アミノ酸）が体内で合成できるので，シスチンやチロシンが不足すると，メチオニンやフェニルアラニンが使われる。そこで，メチオニンはシスチンと，フェニルアラニンはチロシンとの合計量として，必須アミノ酸必要量が示してある。
　必須アミノ酸を十分に，かつ比較的バランスよく含むものは，動物性たんぱく質や大豆たんぱく質で，これらは良質たんぱく質と呼ばれる。

3. たんぱく質の代謝

1. たんぱく質の代謝と吸収

　たんぱく質は，胃で最初の消化作用を受け，胃液中の**ペプ
シン**によりおおまかな断片に分解される。次に，小腸では腸
5 壁やすい液中の酵素（**トリプシン**など）によって，アミノ酸
に分解される。その後吸収され，門脈を経て肝臓に運ばれる
▶p.59
資料8。

2. アミノ酸の代謝

　肝臓に運ばれたアミノ酸の一部は，そのまま蓄えられたり，
10 たんぱく質に再合成されたりする。肝臓からからだの各組織
に運ばれたアミノ酸は，各組織に必要なたんぱく質の合成に
利用され，からだを構成する筋肉，酵素，ホルモンなどにな
る。

　体内のたんぱく質は，一定期間それぞれのはたらきをした
15 後，分解されて再びアミノ酸に戻る。そのアミノ酸の多くは
再びたんぱく質の合成に利用されるが，一部は分解されてい
く。アミノ酸の分解で生じたアミノ基は，アンモニアになっ
て肝臓中の**尿素回路**を経て尿素になり，腎臓から尿中に排泄
される。アミノ酸のアミノ基以外の部分は，**クエン酸回路**に
20 入り，分解されて二酸化炭素と水になり，同時にエネルギー
を生じる 資料9。また，絶食などで血液中のぶどう糖が足
りない場合，アミノ酸はぶどう糖の合成にも利用される。

資料9　**アミノ酸の代謝**

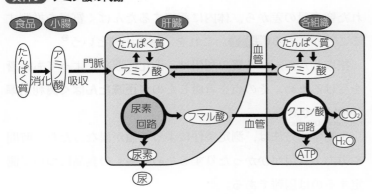

資料8　**たんぱく質の消化と吸収**

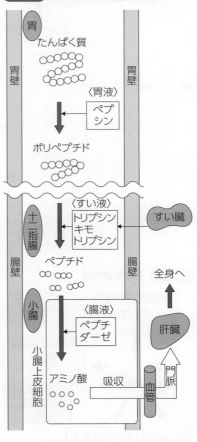

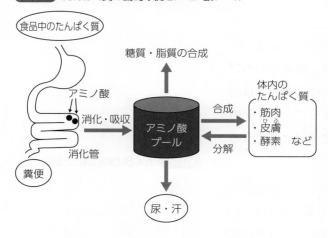

資料10 たんぱく質の動的平衡とアミノ酸プール

❶アミノ酸プールという

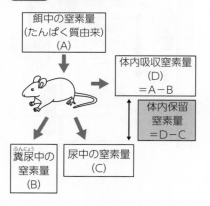

資料11 生物学的方法

❷成人では通常，摂取した窒素と排泄される窒素が平衡状態を保っている。成長期，妊娠期などは窒素出納がプラスの状態となるが，絶食・外傷・ストレスなどがあるとたんぱく質が分解され，マイナスの状態になる。

3. たんぱく質の合成と分解

　体内では，たんぱく質の合成と分解が一定の状態に保たれている。このことをたんぱく質の動的平衡（へいこう）という。そのため，血液や肝臓（かんぞう）などの組織では，食事から摂（せっ）取されたたんぱく質に由来するアミノ酸と，体内のたんぱく質が分解されて生じたアミノ酸が常に混ざりあって存在している❶ 資料10 。体内では，たんぱく質の分解と排泄（はいせつ）が常に行われているため，失われた量のたんぱく質を毎日の食事で補（おぎな）う必要がある。

4. たんぱく質の栄養

　食品中のたんぱく質の栄養的価値は，そのたんぱく質を構成するアミノ酸の種類と量によって決まる。たんぱく質の栄養価を調べる方法として，動物を用いた生物学的方法と，たんぱく質のアミノ酸組成から見る化学的方法がある。

1. 生物学的方法

　代表的な方法として生物価（BV）がある。実験動物のラットにたんぱく質を含む餌（えさ）を食べさせ，吸収されたたんぱく質のうちどのくらい体内にとどまったかを調べる。吸収されても体内で利用されないアミノ酸は分解されて尿（にょう）中に排泄されるが，良質なたんぱく質ではその割合が少ない。たんぱく質に含まれる窒素（ちっそ）量を指標にして，摂取された窒素量と排泄された窒素量の差から，体内に蓄積（ちくせき）するたんぱく質量を推測することができる 資料11 。これを，窒素出納（すいとう）という❷。

　摂取したたんぱく質の利用は，消化吸収率によっても影響（えいきょう）を受けるため，その点を考慮（こうりょ）したのが正味たんぱく質利用率（NPU）である。
Net Protein Utilization

　生物学的方法は，測定条件によって値が異なったり，時間や労力・費用がかかったりするため，多くの食品について測定するのは困難である。

2. 化学的方法

　たんぱく質のアミノ酸組成をもとに計算した**アミノ酸価**（**アミノ酸スコア**）が知られている。

　アミノ酸価は，調べるたんぱく質の必須アミノ酸について，
5 たんぱく質１ｇあたりの各アミノ酸（mg）を求め，それを人にとって理想的と考えられるたんぱく質中の必須アミノ酸組成（**アミノ酸評点パターン❸**）資料12 と比較して求められる。アミノ酸評点パターンの値に対するその割合が最も低い必須アミノ酸を**第一制限アミノ酸**と呼び，その値がその食品
10 のアミノ酸価となる 資料13 ❹。

　化学的方法は，食品のアミノ酸組成から簡単に計算できるが，たんぱく質自身の消化吸収率が考慮されない点や，基準となるアミノ酸のパターンが変わるとその食品の評価が違ってくる点に問題が残る。

❸最初は，1957年にFAOから提案され，それにもとづいた値をたんぱく価と呼んだ。その後の研究成果や新しい考え方などを参考にして，数年ごとにその値は修正されている。2007年のものが最新の値である。アミノ酸価の計算式は 資料14 参照。

❹すべての必須アミノ酸が十分である場合（必要量をこえていても），アミノ酸価は100となる。

資料12 アミノ酸評点パターン

(mg/gたんぱく質)

アミノ酸	6か月	1〜2歳	3〜10歳	11〜14歳	15〜17歳	18歳以上
ヒスチジン	20	18	16	16	16	15
イソロイシン	32	31	30	30	30	30
ロイシン	66	63	61	61	60	59
リシン	57	52	48	48	47	45
メチオニンシスチン	28	25	23	23	23	22
フェニルアラニンチロシン	52	46	41	41	40	38
トレオニン	31	27	25	25	24	23
トリプトファン	8.5	7.4	6.6	6.6	6.4	6.0
バリン	43	41	40	40	40	39
合計	336	310	291	291	286	277

注：「タンパク質・アミノ酸の必要量 WHO/FAO/UNU合同専門協議会報告（2007年）」による

厚生労働省「日本人の食事摂取基準（2015年版）」による

資料13 必須アミノ酸の桶理論

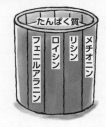

十分なたんぱく質を生成できる

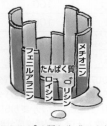

十分なたんぱく質を生成できない

➡一つでも欠ける（制限アミノ酸がある）と，十分なたんぱく質をつくることができない。

資料14 たんぱく質の栄養価の計算

●生物価（BV）＝$\dfrac{\text{体内保留窒素量}}{\text{吸収窒素量}} \times 100$

●正味たんぱく質利用率（NPU）＝BV×消化吸収率

●アミノ酸価　食品の各必須アミノ酸について次の計算を行い，この値が最も低いアミノ酸（第一制限アミノ酸）の値をその食品のアミノ酸価とする。（以下はリシンが第一制限アミノ酸の場合の計算例）

アミノ酸価＝$\dfrac{\text{調べる食品たんぱく質1gのリシン量（mg）}}{\text{アミノ酸評点パターンのたんぱく質1g中のリシン量（mg）}} \times 100$

主な食品のたんぱく質の栄養価を 資料15 に示した。良質でないたんぱく質は，必須アミノ酸のうちのひとつ，あるいはいくつかが量的に少なく，バランスが悪い。しかし，その少ないアミノ酸を豊富に含む他のたんぱく質を同時にとることにより必要なアミノ酸量を補えば，必須アミノ酸のバランスが改善されて栄養価が高くなる。これを**たんぱく質の補足効果❶**という。実際の食事は，多様な食品が組み合わされていて，それぞれのたんぱく質中の少ない必須アミノ酸を補足しあっていると考えられる 資料16 。

一般に，植物性たんぱく質はリシンやトレオニン，含硫アミノ酸であるメチオニンなどが不足しており，これらが制限アミノ酸となることが多い。動物性たんぱく質ではアミノ酸価 資料15 がほぼ100であり，制限アミノ酸となるものは少ない。特に肉類は，穀類に不足しがちなリシンやトレオニン，含硫アミノ酸などを多く含むので，補足効果が高い。

❶たんぱく質の補足効果は，1回の食事のなかで得られるもので，1日3食分をあわせて考えるのでは，効果が低い。

TRY
米みそ（淡色辛みそ），こまつな，根深ねぎのアミノ酸価を，アミノ酸成分表を使って調べてみよう。

資料15 **主な食品のたんぱく質の栄養価**

食品	アミノ酸価*1	アミノ酸価*2	第一制限アミノ酸	BV	NPU
鶏卵 全卵	100	100		94	94
牛乳	100	100		85	82
だいず（ゆで）	100	100		73	61
らっかせい	75	87	リシン	55	43
とうもろこし	38	44	リシン	59	51
精白米（穀粒）	81	93	リシン	71	66
小麦粉（中力粉）	46	53	リシン	51	47
そば粉（全層粉）	100	100		74	66
あじ（生）	100	100		89	87
豚ロース	100	100		−	−
うなぎ	100	100		−	−
豆腐（木綿）	100	100		−	−
そば（生）*3	73	84	リシン	−	−

* 1　2007年のアミノ酸評点パターン（1〜2歳）による。
* 2　2007年のアミノ酸評点パターン（18歳以上）による。
* 3　原材料配合割合：小麦粉65，そば粉35
アミノ酸価：「日本食品標準成分表2020年版（八訂）アミノ酸成分表編」第3表より計算。
BV・NPU：「FAO栄養研究双書 食品のアミノ酸含量とその蛋白生物価」（1972），「栄養学雑誌，29（6），250-254（1971）」による。

資料16 **たんぱく質の補足効果の例**

献立	アミノ酸価（リシン）*1	たんぱく質（g）	材料使用量
①飯（茶わん2杯）	81	5.3	精白米100g
②飯+こまつなのみそ汁	95	7.3	①+米みそ（淡色辛みそ）15g+こまつな15g+根深ねぎ15g
③飯+豆腐入りみそ汁	100	8.7	②+豆腐（木綿）20g

➡アミノ酸価は，「タンパク質・アミノ酸の必要量WHO/FAO/UNU合同専門協議会報告（2007年）」アミノ酸評点パターン*2 [1〜2歳] および，文部科学省「日本食品標準成分表2020年版（八訂）アミノ酸成分表編」第3表および第1表「アミノ酸組成によるたんぱく質」より作成。

* 1　飯（精白米）の第一制限アミノ酸はリシンである。
* 2　厚生労働省「日本人の食事摂取基準（2015年版）」による。

5. 調理によるたんぱく質の変化

たんぱく質は，きわめて複雑な立体的な構造をしている[2]が，加熱などの調理によってその立体構造がほぐれて，一般に消化されやすくなる。このように，加熱などによりたんぱ
5 く質の性質が変化することを**たんぱく質の変性**という 資料17 。

肉類に多く含まれているコラーゲンは，生ではとけにくいため消化されにくいが，加熱すると可溶化（ゼラチン化）して消化されやすくなり，ペプチド
10 やアミノ酸に分解後，吸収される。しかし，過度に加熱すると，ほぐれたペプチド鎖の間に新たな結合をつくり，かえって消化されにくくなる場合もある。

加熱の他にも，たんぱく質はさまざまな要因によって変性を起こすことが知られており，その性質
15 を利用したさまざまな調理法がある 資料18 。

❷たんぱく質は，アミノ酸の配列順序を示す一次構造，らせん構造・ランダム構造などの二次構造，さらに，三次構造，四次構造（三次構造が集まり，より複雑な構造になったもの）なども含めて，複雑な立体構造をしている。

資料 17 **たんぱく質の変性**

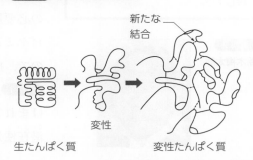

新たな結合

変性

生たんぱく質　　　　　変性たんぱく質

伊勢村寿三「調理と化学」による

資料 18 **たんぱく質の変性要因と調理・加工例**

変性要因	調理・加工例
加熱する	卵など，たいていのたんぱく質は，加熱によって凝固する。
凍結する	豆腐を凍結して凍豆腐をつくる。
泡立てる	卵白を撹拌してメレンゲをつくる。
こねる	小麦粉に水を加えてこねるとグルテンを形成し，粘弾性を持つドウができる。
酸を加える	魚を酢じめにすると，たんぱく質が凝固する。肉はマリネにするとやわらかくなる。牛乳は乳酸発酵により凝固してヨーグルトになる。
アルカリを加える	卵のたんぱく質が凝固してピータンができる。
塩類を加える	豆乳に，にがり（塩化マグネシウム〔$MgCl_2$〕，硫酸カルシウム〔$CaSO_4$〕）を加えると，凝固して豆腐になる。

✓ まとめ

● たんぱく質の種類と機能について理解できた。…………………………□
● たんぱく質の代謝について理解できた。…………………………………□
● たんぱく質の調理による変化について理解できた。……………………□

第4節 たんぱく質　　31

第5節　ビタミン

ねらい

● ビタミンの種類と機能について理解しよう。

● ビタミンの主な供給源と過剰症・欠乏症について理解しよう。

● ビタミンの調理による変化について理解しよう。

資料2
鈴木梅太郎

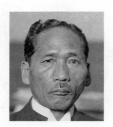

1. ビタミン発見の歴史

　　ビタミンは，人が健康に生きるために必要であり，微量で生理作用を示す成分である。主に炭水化物や脂質，たんぱく質を体内で利用するための潤滑油のようなはたらきをする。

　　ビタミンは，人の体内で合成できないか，合成できても人の必要量に満たないため，食物から摂取しなければならない。ビタミンは，不足するとそれぞれに特有の欠乏症状が起こるので，病気の治療がきっかけとなって発見されたものが多い 資料1 。最近では，ビタミンの極端な欠乏状態になることはまれであるが，血液や貯蔵組織のビタミン濃度が低下する潜在性欠乏症は自覚しにくいため，注意が必要である。

資料1 ビタミン発見の歴史

年	事項	ビタミン
1747	リンド（イギリス）は，軍艦乗務員にオレンジとレモンを与えて壊血病を予防した。これが世界初の臨床栄養実験とされる。	ビタミンC
1885	高木兼寛（日本）は，日本海軍での食事の改善によって脚気の予防に成功し，脚気の発症に食事が関与することを示した。	ビタミンB$_1$
1897	エイクマン（オランダ）は，白米で飼育したニワトリが脚気に似た症状になり，米ぬかで回復することを観察した。	ビタミンB$_1$
1906	ホプキンス（イギリス）は，ネズミの成長実験によって，たんぱく質，脂質，炭水化物，ミネラル以外の未知の栄養素（後のビタミン）の存在を推定した。	－
1907	ホルスト（ノルウェー）は，モルモットが壊血病になることを発見した。	ビタミンC
1910	鈴木梅太郎（日本） 資料2 は，米ぬかから抗脚気因子を抽出した。	ビタミンB$_1$
1911	フンク（ポーランド）は，米ぬかから抗脚気因子を単離し，ビタミンの概念を提唱した。	ビタミンB$_1$
1913	オズボーンとメンデル（アメリカ）は，栄養素の欠乏症である成長不良と眼の障害を報告した。	ビタミンA
1915	マッカラム（アメリカ）は，未知の栄養素（後のビタミン）には脂溶性A（後のビタミンAとビタミンD）と水溶性Bが存在することを明らかにした。	－
1919	メランビー（イギリス）は，子犬にくる病を発症させることに成功し，たらの肝油中の脂溶性成分が抗くる病作用を持つと推定した。	ビタミンD
1920	ドラモンド（イギリス）は，脂溶性A，水溶性B，抗壊血病因子を，それぞれビタミンA，ビタミンB，ビタミンCと呼ぶことを提案した。	－
1922	エバンス（アメリカ）は，ネズミの抗不妊因子を発見し，1923年にビタミンEと命名した。	ビタミンE
1926	ゴールドバーガー（アメリカ）は，ペラグラが栄養素の不足によって起こることを見いだした。	ナイアシン
1928	セント-ジェルジ（ハンガリー）はウシの副腎から還元物質を単離し，1933年にその物質が抗壊血病因子であることを明らかにした。	ビタミンC
1929	ダム（デンマーク）は，ニワトリの出血を観察し，1934年にはビタミンKを同定した。	ビタミンK
1937	エルビエム（アメリカ）らは，ニコチン酸が抗ペラグラ作用を持つことを発見した。	ナイアシン

2. ビタミンの種類

　人に必要なビタミンは13種類あり 資料3 ，水に溶けにく
い（油に溶けやすい）**脂溶性ビタミン**4種類と，水に溶けや
すい**水溶性ビタミン**9種類に分類される。脂溶性ビタミンは
油の少ない食事では吸収量が減る。水溶性ビタミンは尿に排
泄されやすいため，毎日摂取するように心がける。

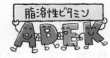

資料3 　**ビタミンの種類，主な働き，欠乏症，多く含む食品**

ビタミンの種類		主なはたらき	欠乏症	多く含む食品
脂溶性ビタミン	ビタミンA （レチノール）	暗い所で物を見やすくする 成長を助ける 免疫力を強くする	夜盲症，成長不良	レバー, うなぎ, 緑黄色野菜
	ビタミンD （カルシフェロール）	カルシウム代謝を調節して骨を強くする	くる病，骨軟化症	さけやいわしなどの魚 きくらげ
	ビタミンE （トコフェロール）	脂質の酸化を抑制して酸化ストレスからからだを守る	低体重児の溶血性貧血	植物油, アーモンド
	ビタミンK （メナキノン，フィロキノン）	けがや手術による出血を抑える 骨のたんぱく質の合成を助ける	血液凝固不全	納豆, 緑色野菜
水溶性ビタミン	ビタミンB$_1$ （チアミン）	主に糖質代謝に関与し，エネルギーの産生を助ける	脚気	豚肉, 穀類, 豆
	ビタミンB$_2$ （リボフラビン）	主に脂質代謝に関与し，エネルギーの産生を助ける	口唇炎，口角炎，舌炎	チーズ, レバー, 卵
	ナイアシン （ニコチンアミド）	酸化還元反応に関与し，エネルギーの産生を助ける	ペラグラ	肉類, かつおやまぐろなどの魚
	ビタミンB$_6$ （ピリドキシン）	アミノ酸代謝を助ける	皮膚炎	さまざまな食品
	ビタミンB$_{12}$ （コバラミン）	葉酸と共に核酸の代謝を助ける	悪性貧血	貝類, いわしやさんまなどの魚, レバー
	葉酸	ビタミンB$_{12}$と共に核酸の代謝を助ける	巨赤芽球性貧血	レバー, 緑色野菜
	ビオチン	脂肪酸の合成を助ける		さまざまな食品
	パントテン酸	補酵素Aとして主に脂質の代謝を助ける		さまざまな食品
	ビタミンC （アスコルビン酸）	酸化ストレスからからだを守る コラーゲン合成を助けて骨や皮膚を強くする	壊血病	野菜, くだもの

➡ビオチンとパントテン酸が日常の食事で欠乏することはほとんどない。

3. 脂溶性ビタミン

1. ビタミンA

　ビタミンA（レチノール）は，眼の網膜で微弱な光を感知するロドプシンの構成成分として，**視覚❶**を調節する。レチノールが不足すると，薄暗い所で物が見えにくくなる**夜盲症❷**になる。レチノールから体内で合成されるレチノイン酸は，皮膚，のど，気管，胃などの粘膜を正常に保つ。そのため，ビタミンAが不足すると皮膚のバリア機能が低下し，感染症にかかりやすくなる。さらに，レチノイン酸には遺伝子から特定のたんぱく質をつくる過程（遺伝子発現）を調節することによって，胎児や子どもの成長や発達を促す作用もある。

　ビタミンAを過剰に摂取すると頭痛や肝臓の障害が起こり，妊婦では胎児が奇形になる場合がある。ビタミンAは動物性食品に多く含まれ，レバーやうなぎに多い 資料4 。**プロビタミンA❸**は，にんじんやほうれんそうなどの緑黄色野菜に多く含まれる。日本人は緑黄色野菜からの摂取が多い。ビタミンAやプロビタミンAは加熱調理による損失が少ない 資料6 。

5

10

15

❶**視覚**　明るいところで物を見るための視覚と，暗いところで物を見る薄明視に区別される。薄明視では，桿体細胞にあるロドプシンが微弱な光に反応する。

❷**夜盲症**　ビタミンAの不足によってロドプシンを十分につくることができなくなり，薄暗いところで物が見にくくなる。同じビタミンAでも，レチノイン酸にはこのような視覚作用はない。

❸**プロビタミンA**　プロビタミンAは，体内でビタミンAに変わる物質で，赤色や橙色のα，β-カロテン，β-クリプトキサンチンなどの種類がある。プロビタミンAのなかではβ-カロテンの効力が最も高く，そのビタミンA活性は，吸収率も加味してレチノールの12分の1である。プロビタミンAを過剰に摂取しても毒性はない。（▶p.77）

資料4 **ビタミンAを多く含む食品**

推奨量 女性 650　男性 900　（ ）内は1人1回使用量のめやす

- にわとり 肝臓：14,000 ／ 7,000 (50g)
- 豚 肝臓：13,000 ／ 6,500 (50g)
- うなぎ 生：2,400 ／ 1,920 (80g)
- ほたるいか：1,500 ／ 300 (20g)
- ぎんだら：1,500 ／ 1,200 (80g)
- にんじん：720 ／ 360 (50g)

■ 可食部100gあたり　■ 1人1回使用量あたり

0〜10,000（μgRAE）

資料5 **ビタミンAの供給源**

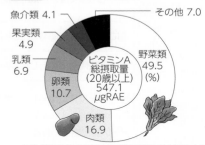

ビタミンA 総摂取量（20歳以上）547.1 μgRAE

- 野菜類 49.5（%）
- 肉類 16.9
- 卵類 10.7
- 乳類 6.9
- 果実類 4.9
- 魚介類 4.1
- その他 7.0

厚生労働省「国民健康・栄養調査（2019年）」による

資料6 **ビタミンA・E・Kの調理後の残存率**

食品群	調理法	ビタミンA（レチノール当量）	ビタミンE（α-トコフェロール量）	ビタミンK
葉茎菜類（ほうれんそう, こまつな, ねぎ, ブロッコリーなど）	ゆで（水絞りあり）	90	86	94
	ゆで（水絞りなし）	86	96	87
	油炒め	91	160*	90
根菜類（にんじんなど）	おろし	−	74	38
	ゆで	90	91	88
	油炒め	−	210*	84
果菜類（トマト, ピーマン, かぼちゃ, さやいんげんなど）	ゆで	93	93	80
	油炒め	97	105*	96
発芽野菜類（もやしなど）	ゆで	66	84	79
	油炒め	−	1100*	−

＊残存率が100をこえるのは油に含まれるビタミンEが加わるため。

「日本食品標準成分表2020年版（八訂）」による

---

2. ビタミンD

　ビタミンDには，きのこ由来のビタミンD_2と動物由来の
ビタミンD_3があり，どちらも人の体内でカルシウム代謝を
調節する。食事から摂取したビタミンDは，肝臓と腎臓で水
5　酸化されて**活性型ビタミンD❹**に変わる。活性型ビタミンD
は，小腸でのカルシウムの吸収と腎臓でのカルシウムの再吸
収に必要なたんぱく質の合成を増やすことによって，体内の
カルシウム量を増加させる。ビタミンDが欠乏すると**くる病**
や**骨軟化症❺**になり，大量に摂取し続けると**高カルシウム血**
10　**症❻**になる。

　ビタミンDは，いわし，さけ，うなぎなどの魚にビタミン
D_3として多く含まれる 資料7 。若い世代は魚の摂取量が少
ない 資料9 ため，ビタミンDが不足しやすい。また，人の
肝臓で合成されたプロビタミンD_3が，皮膚で日光の紫外線
15　に当たってビタミンD_3になる。そのため，日照時間の短い
地域では不足しやすい。ビタミンD_2は，きくらげやまいた
けに多く含まれる。ビタミンDは加熱調理による損失が比較
的少ない 資料10 。

❹**活性型ビタミンD**　ビタミンD受容体
と結合することによって，特定の遺伝子
発現を調節する。

❺**くる病・骨軟化症**　カルシウムとリン
が骨に沈着しにくくなるために起こる骨
の病気。背骨や脚の骨が，曲がったり痛
くなったりする。乳幼児ではくる病，成
人では骨軟化症という。

❻**高カルシウム血症**　血液中のカルシウ
ム濃度が異常に上昇した状態。腎臓や神
経に障害が起こる。

資料7　ビタミンDを多く含む食品

目安量 女性 8.5　男性 9.0　（ ）内は1人1回使用量のめやす

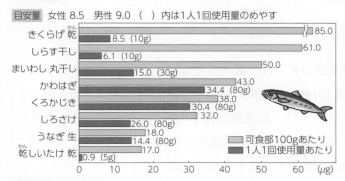

資料9　魚介類の摂取量

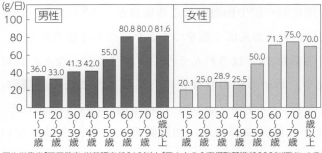

厚生労働省「国民健康・栄養調査（2018年）」，「日本人の食事摂取基準（2020年版）」による

資料8　ビタミンDの供給源

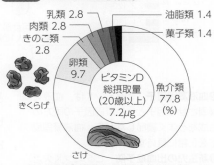

厚生労働省「国民健康・栄養調査（2019年）」による

資料10　ビタミンDの調理後の残存率

食品群	調理法	残存率(%)
きのこ類 （きくらげ，しいたけなど）	ゆで（生）	87
	ゆで（乾燥）	72
魚類	水煮	77
	蒸し	79
	電子レンジ	72
	焼き	76

「日本食品標準成分表2020年版（八訂）」による

3. ビタミンE・ビタミンK

ビタミンEには抗酸化作用があり，主に**多価不飽和脂肪酸**▶p.19 の酸化を防ぐ。多価不飽和脂肪酸は生体膜に多く含まれているため，酸化されて細胞膜が弱くなるとさまざまな障害が起こる。ビタミンEが不足すると，赤血球膜が弱くなって低体重児に**溶血性貧血❶**が起こり，幼児では運動機能の低下や神経系の異常が起こる。

食品に含まれるビタミンEは主にα-トコフェロールとγ-トコフェロールであるが，人の体内にはα-トコフェロールが圧倒的に多い。α-トコフェロールはアーモンドやらっかせいなどの種実類や，ひまわり油などの植物油に多く含まれる 資料11。ビタミンEは調理用の油に含まれるため，野菜などを油で炒めるとビタミンEの摂取量が増加する 資料6。▶p.34

❶**溶血性貧血** 赤血球の膜が活性酸素（通常の酸素に比べて非常に不安定で，他の物質との反応性が高い）によって傷つけられると，赤血球が壊れて酸素を運搬する能力が低下し，貧血になる。

資料12 ビタミンEの供給源

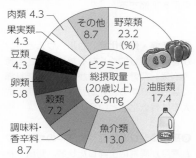

肉類 4.3
果実類 4.3
豆類 4.3
卵類 5.8
穀類 7.2
調味料・香辛料 8.7
その他 8.7
野菜類 23.2（%）
油脂類 17.4
魚介類 13.0
ビタミンE総摂取量（20歳以上）6.9mg

厚生労働省「国民健康・栄養調査（2019年）」による

資料11 ビタミンEを多く含む食品

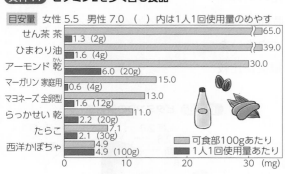

目安量 女性 5.5 男性 7.0 （ ）内は1人1回使用量のめやす

せん茶 茶 65.0 / 1.3 (2g)
ひまわり油 39.0 / 1.6 (4g)
アーモンド 乾 30.0 / 6.0 (20g)
マーガリン 家庭用 15.0 / 0.6 (4g)
マヨネーズ 全卵型 13.0 / 1.6 (12g)
らっかせい 乾 11.0 / 2.2 (20g)
たらこ 7.1 / 2.1 (30g)
西洋かぼちゃ 4.9 / 4.9 (100g)

可食部100gあたり
1人1回使用量あたり

資料13 ビタミンKを多く含む食品

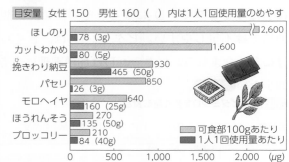

目安量 女性 150 男性 160 （ ）内は1人1回使用量のめやす

ほしのり 2,600 / 78 (3g)
カットわかめ 1,600 / 80 (5g)
挽きわり納豆 930 / 465 (50g)
パセリ 850 / 26 (3g)
モロヘイヤ 640 / 160 (25g)
ほうれんそう 270 / 135 (50g)
ブロッコリー 210 / 84 (40g)

可食部100gあたり
1人1回使用量あたり

ビタミンKには，植物由来のビタミンK₁（フィロキノン）と，動物・微生物由来のビタミンK₂（メナキノン類）がある。ビタミンKは，**血液凝固因子❷**をつくるために必要である。ビタミンKが不足すると血液が固まりにくくなる。ビタミンKは腸内細菌も合成するため，成人では欠乏症は起こりにくい。しかし，**新生児**では腸内細菌のはたらきが十分ではないため，消化管や脳で出血が起こる場合がある❸。また，ビタミンKは，骨のたんぱく質をつくるためにも必要である。

ビタミンK₁は，ほうれんそうやブロッコリーなどの緑黄色野菜や，わかめやのりなどの海藻類に含まれる 資料13。ビタミンK₂（メナキノン-7）は特に納豆に多く含まれる。ビタミンKは光に弱いが，加熱調理による損失は少ない 資料6。▶p.34

❷**血液凝固因子** ビタミンKは，血液を凝固させる因子と，抗凝固因子の両方の合成をうまく調節しながら，血液凝固反応を正常に維持する。

❸**新生児の出血症予防** ビタミンK欠乏性出血症の予防のために，出生時，1週間以内，3か月児健診時の3回，新生児にビタミンKシロップを投与している。

資料14 ビタミンKの供給源

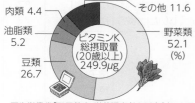

肉類 4.4
油脂類 5.2
豆類 26.7
その他 11.6
野菜類 52.1（%）
ビタミンK総摂取量（20歳以上）249.9μg

厚生労働省「国民健康・栄養調査（2019年）」による

4. 水溶性ビタミン

1. ビタミンB₁・ビタミンB₂・ナイアシン

　ビタミンB₁は，体内でぶどう糖を分解してエネルギーをつくり出すために必要である。ビタミンB₁が不足すると特に神経細胞でエネルギー不足になり，**神経障害**[4]（**脚気**[5]）が起こる。糖質にかたよった食事や，スポーツ選手の激しい運動などでは，糖質の分解のために大量のビタミンB₁が使われるため不足しやすい。ビタミンB₁は，らっかせいやごま，大豆などの種子類に多く，動物性食品では豚肉やうなぎに多い 資料15 。ビタミンB₁は調理による損失が大きい 資料22 。
▶p.39

資料15 ビタミンB₁を多く含む食品

推奨量 女性 1.2　男性 1.5　（ ）内は1人1回使用量のめやす

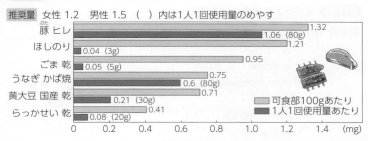

食品		可食部100gあたり	1人1回使用量あたり
豚 ヒレ		1.32	1.06 (80g)
ほしのり		1.21	0.04 (3g)
ごま 乾		0.95	0.05 (5g)
うなぎ かば焼		0.75	0.6 (80g)
黄大豆 国産 乾		0.71	0.21 (30g)
らっかせい 乾		0.41	0.08 (20g)

　ビタミンB₂は体内の酸化還元反応を円滑に進める。脂質，糖質，たんぱく質からエネルギーをつくり出すために必要である。ビタミンB₂が不足すると，**口唇炎，口角炎，舌炎**[6]になりやすい。ビタミンB₂はさまざまな食品に含まれるが，特にレバー，うなぎ，卵，乳製品などに多い 資料16 。

　ナイアシンも糖質，脂質，たんぱく質からエネルギーをつくり出すための酸化還元反応に必要である。ナイアシンが不足すると**ペラグラ**[7]になりやすい。ナイアシンは，レバーや肉類，かつお，まぐろ，らっかせい，しめじなどに多く含まれる 資料17 Column 。

資料16 ビタミンB₂を多く含む食品

推奨量 女性 1.4　男性 1.7　（ ）内は1人1回使用量のめやす

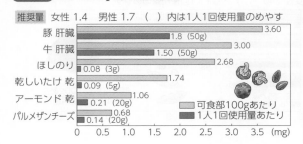

食品		可食部100gあたり	1人1回使用量あたり
豚 肝臓		3.60	1.8 (50g)
牛 肝臓		3.00	1.50 (50g)
ほしのり		2.68	0.08 (3g)
乾しいたけ 乾		1.74	0.09 (5g)
アーモンド 乾		1.06	0.21 (20g)
パルメザンチーズ		0.68	0.14 (20g)

資料17 ナイアシンを多く含む食品

推奨量 女性 13　男性 17　（ ）内は1人1回使用量のめやす

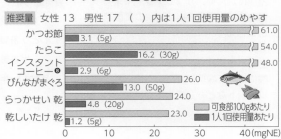

食品		可食部100gあたり	1人1回使用量あたり
かつお節		61.0	3.1 (5g)
たらこ		54.0	16.2 (30g)
インスタントコーヒー[8]		48.0	2.9 (6g)
びんながまぐろ		26.0	13.0 (50g)
らっかせい 乾		24.0	4.8 (20g)
乾しいたけ 乾		23.0	1.2 (5g)

❹**ビタミンB₁欠乏による神経障害**　日本や東南アジアでは末梢神経障害（手足の障害）である脚気が，また欧米では中枢神経障害（脳の障害）であるウェルニッケ脳症が代表的なビタミンB₁欠乏症である。

❺**脚気**　ビタミンB₁の慢性的な不足によって発症するビタミンB₁欠乏症。倦怠感，神経障害による手足のしびれと歩行障害，心不全による下肢のむくみ，動悸，息切れなど。ビタミンB₁は米ぬかと胚芽に含まれるが精白米にはほとんど含まれない。そのため，白米が主食となった江戸時代後半から明治にかけて脚気が広まり，多くの人が亡くなった。

❻**口唇炎・口角炎・舌炎**　唇や舌が赤くはれたり，唇の角がただれたりする。

❼**ペラグラ**　イタリア語で，ペラは「皮膚」を，アグラは「粗い」を意味する。皮膚炎，下痢，認知症が特徴である。

❽焙煎したコーヒー豆にはナイアシンの1つであるニコチン酸が多く含まれるため，インスタントコーヒーや深いりのコーヒーのナイアシン量は多い。

Column

ナイアシンとトリプトファン

　ナイアシンは，体内でもアミノ酸のトリプトファンから少量合成される。トリプトファン代謝の副産物として，トリプトファン60mgからナイアシン1mg相当がつくられる。とうもろこしは，ナイアシン含量が少ないうえに，とうもろこしのたんぱく質にはトリプトファンが非常に少ないため，ヨーロッパやアメリカでとうもろこしを主食とする人々に，ナイアシン欠乏症であるペラグラが多発した。

❶巨赤芽球性貧血　葉酸やビタミンB_{12}の不足によって DNA 合成が障害されて，異常な形の巨赤芽球（赤血球になる前の細胞）が増える。そのため，正常な赤血球が減少して貧血になる。

❷萎縮性胃炎　自身の免疫反応によって胃の細胞が壊れて，内因子を十分に合成できなくなる。そのため，ビタミンB_{12}を十分に摂取していても，ビタミンB_{12}欠乏症である悪性貧血 Column Ⓐ になる。

Column Ⓐ

悪性貧血

　イギリスでは，19世紀なかごろに，鉄を投与してもまったく回復しないまま亡くなる，原因不明の重い貧血症患者が見つかり，この病気を悪性貧血と呼んだ。1926年に，治療法としてレバーを食べる肝臓療法が確立し，これがビタミンB_{12}の発見につながった。この肝臓療法の発見に対して，1934年にノーベル医学・生理学賞が与えられた。

---

❸神経管閉鎖障害　胎児の成長過程で，神経管が脊椎になる時に神経管の一部に起こる先天性の障害。妊娠の1か月以上前から妊娠3か月までの間に，適切な量の葉酸を摂取することによって，この障害の発症リスクを下げることができる。

Column Ⓑ

葉酸摂取の推奨

　日本では2000年から厚生省（現在の厚生労働省）によって，妊娠の可能性がある女性は食事からの葉酸摂取に加えて，サプリメントや栄養補助食品から1日400μgの葉酸を追加摂取することが推奨されている。サプリメントや栄養補助食品に含まれる葉酸は，食品に含まれる葉酸に比べて吸収率が高いため，サプリメントなどからの摂取が推奨されている。

---

2. ビタミンB_{12}・葉酸

　ビタミンB_{12}は，コバルトを含む赤色のビタミンであり，葉酸と共に赤血球の合成や核酸の代謝に必要である。ビタミンB_{12}が不足すると，葉酸の代謝もうまく働かなくなるため，正常な赤血球をつくることができなくなり**巨赤芽球性貧血❶**になる。ビタミンB_{12}は，胃でつくられる特定のたんぱく質（内因子）と消化管のなかで結合し，小腸の下部から吸収される。そのため，**萎縮性胃炎❷**の患者や胃の摘出手術を受けた患者では，内因子の不足によってビタミンB_{12}を吸収しにくくなり，しだいに貧血になる。ビタミンB_{12}は，貝類，いわし，レバー，のりに多く含まれる 資料18 。

資料18　ビタミンB_{12}を多く含む食品

推奨量　男性・女性 2.4　（　）内は1人1回使用量のめやす

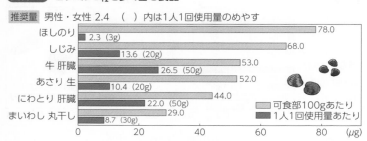

　葉酸は，赤血球の合成や核酸の代謝に必要である。葉酸が不足すると正常な赤血球をつくることができなくなり，巨赤芽球性貧血になる。葉酸の不足は，動脈硬化症のリスクを高める。また，葉酸は胎児の**神経管閉鎖障害❸**の発症リスクを下げるため，妊娠する可能性のある女性は，葉酸強化食品やサプリメントなどを利用して積極的にとることが望ましい Column Ⓑ 。葉酸を多く含む食品は，レバー，うなぎ，えだまめ，そら豆，アスパラガスなどである 資料19 。

資料19　葉酸を多く含む食品

推奨量　男性・女性 240　（　）内は1人1回使用量のめやす

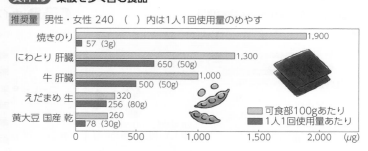

3. ビタミンC

　ビタミンCは，体内で酸化型と還元型に相互に変化することによって酸化還元反応を進める。ビタミンCは，骨，皮膚，血管などをつくるたんぱく質であるコラーゲン❹の合成に必

5 要である。ビタミンCが不足すると毛細血管が弱くなり，歯ぐきや皮膚から出血する壊血病❺になる。ビタミンCは，ストレスにかかわるホルモンの合成や，鉄の吸収なども調節している。ビタミンCは新鮮な野菜やくだものに多く含まれる 資料20 が，若い世代は高齢者に比べて特にくだものの摂取

10 量が少ないため，さらに積極的に摂取するようにしたい。また，ビタミンCは水に溶けやすく加熱により酸化分解されやすいため，手早く調理するとよい 資料22 。
▶p.145 資料5

資料20 ビタミンCを多く含む食品

推奨量 男性・女性 100 　（　）内は1人1回使用量のめやす

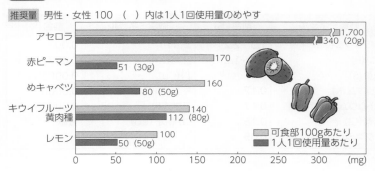

凡例：
■ 可食部100gあたり
■ 1人1回使用量あたり

- アセロラ：1,700　340（20g）
- 赤ピーマン：170　51（30g）
- めキャベツ：160　80（50g）
- キウイフルーツ黄肉種：140　112（80g）
- レモン：100　50（50g）

（0　50　100　150　200　250　300　(mg)）

資料22 ビタミンB₁・B₂・Cの調理後の残存率

食品群	調理法	ビタミンB$_1$	ビタミンB$_2$	ビタミンC
豆類	ゆで	71	66	15
葉茎菜類（ほうれんそう，こまつな，ねぎ，ブロッコリーなど）	ゆで（水絞りあり）	42	41	36
	ゆで（水絞りなし）	77	70	64
	油炒め	88	97	75
根菜類（にんじん，だいこんなど）	おろし	19	25	12
	ゆで	75	83	65
	油炒め	91	95	49
果菜類（トマト，ピーマン，かぼちゃ，さやいんげんなど）	ゆで	82	83	67
	油炒め	96	96	79
発芽野菜類（もやしなど）	ゆで	39	38	19
	油炒め	94	90	57
肉類（豚）	ゆで	61	78	－
	焼き	91	90	－

「日本食品標準成分表2020年版（八訂）」による

---

❹コラーゲン　骨，皮膚，血管に多く含まれる繊維状のたんぱく質。3本のポリペプチド鎖が，らせん状に組み合わさっている。らせん構造の維持には，コラーゲン分子のプロリンが水酸化される必要があり，ビタミンCはプロリンの水酸化を助ける。

❺壊血病　成人では，皮膚の粘膜や歯肉から出血し，歯が抜け落ちたり傷が治らなくなったりする。小児では，骨が正常につくられず，骨折，骨の変形，軟骨の出血などが起こる。

Column

栄養素としてのビタミンC

　多くの動物は，肝臓でぶどう糖からビタミンCを合成できるため，これらの動物にとってビタミンCは栄養素ではない。人間，猿，モルモットなどの一部の動物だけが，進化の過程でビタミンC合成酵素の遺伝子を欠損したために，ビタミンCを栄養素として摂取しなければならない。

資料21 ビタミンCの供給源

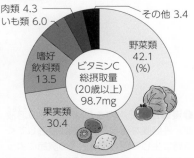

ビタミンC総摂取量（20歳以上）98.7mg

- 野菜類 42.1（%）
- 果実類 30.4
- 嗜好飲料類 13.5
- いも類 6.0
- 肉類 4.3
- その他 3.4

厚生労働省「国民健康・栄養調査（2019年）」による

まとめ

● ビタミンの種類と機能について理解できた。………………□
● ビタミンの主な供給源と過剰症・欠乏症について理解できた。………□
● ビタミンの調理による変化について理解できた。………………□

第6節 ミネラル

ねらい

- ミネラルの種類と機能について理解しよう。
- ミネラルの主な供給源と過剰症・欠乏症について理解しよう。
- ミネラルの調理による変化について理解しよう。

1. ミネラルの種類

　人体を構成する主な元素は，炭素（C），水素（H），酸素（O），窒素（N）の4種類であり，これらで全体の96%を占める 資料1 。この4種類以外の元素をまとめて**ミネラル**（**無機質**）と呼ぶ。さらに，人体における含有量が多いものを**多量ミネラル**，含有量が成人で10g以下のものを**微量ミネラル**という 資料2 。ミネラルは体内で合成することができないため，食事から摂取しなければならない。生体内でのミネラルは，その約83%が骨や歯に，約10%が筋肉にある。

資料1 **人体を構成する元素と存在割合**

元素	割合(%)	多量ミネラル	割合(%)	微量ミネラル	割合(%)
酸素(O)	65	カルシウム(Ca)	1.5〜2.2	鉄(Fe)	0.007
炭素(C)	18	リン(P)	0.8〜1.2	亜鉛(Zn)	0.003
水素(H)	10	硫黄(S)	0.5	銅(Cu)	0.00025
窒素(N)	3	カリウム(K)	0.17	マンガン(Mn)	0.00003
		ナトリウム(Na)	0.17	ヨウ素(I)	0.00003
		塩素(Cl)	0.15	コバルト(Co)	微量
		マグネシウム(Mg)	0.05		

Column

ミネラルの主なはたらき

（1）骨や歯などの硬組織の構成成分になる。
（2）生体の構成成分として，筋肉，皮膚，臓器などに存在する。
（3）体内での浸透圧❶や酸塩基平衡❷などの生体機能を調節する。
（4）体内での化学反応において，反応にかかわる酵素がうまく働くように作用する。

❶**浸透圧**　細胞内または細胞外の溶液が，細胞膜を通って反対側に浸透してくる時に生じる圧力。浸透圧の調節によって，細胞がつぶれたり破裂したりしないようになっている。

❷**酸塩基平衡**　溶液の酸性とアルカリ性のバランスが一定に保たれた状態。酸性やアルカリ性の強さが変化すると，酵素反応が正常に行われなくなるため，からだの細胞や血液は常に一定の酸塩基平衡状態に保たれている。

　食品中の炭水化物，脂質，たんぱく質，ビタミンは，主に炭素（C），水素（H），酸素（O），窒素（N）の4種類の元素で成り立っている。食品を燃やすと，これらの元素は二酸化炭素（CO_2），水（H_2O），二酸化窒素（NO_2）などになって失われるが，ミネラルの多くは灰として残るので**灰分**ともいい，灰分の含有量がミネラルの総量とされる。

2. 多量ミネラルのはたらき

1. カルシウム

　カルシウム（Ca）は，人体のミネラルのなかで最も量が多く，体重の約2％を占める。そのうちの99％以上が骨と
5　歯に存在し，残りは血液や筋肉，神経などに存在する。
　カルシウムは，血液の凝固，筋肉の収縮，神経刺激の伝達などに必要である。**血液中のカルシウム濃度**は，約10mg/100mLで，活性型ビタミンDと**ホルモン❸**によって常に一定になるように厳密に調節されている 資料3 。カル
10　シウム濃度が低下すると，小腸からのカルシウムの吸収を増加させたり，骨のカルシウムを血液中に溶かし出したりして，血液中にカルシウムを補う。カルシウム濃度の調節がうまくいかなくなり，血液中のカルシウムが極端に不足すると，筋肉のけいれん発作が起こる。

▶p.42

❸**ホルモン**　副甲状腺ホルモンであるパラトルモンは，血液中のカルシウム濃度を上昇させる。一方，甲状腺でつくられるカルシトニンは，カルシウム濃度を低下させる。

資料3 　**カルシウムの代謝**

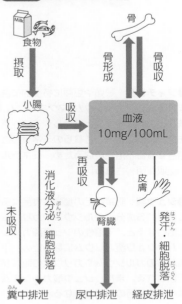

資料2 　**ミネラルの種類，主なはたらき，欠乏症，多く含む食品**

ミネラルの種類		元素記号	主なはたらき	欠乏症	多く含む食品
多量ミネラル	カルシウム	Ca	骨や歯をつくる 筋肉の収縮を助ける	くる病，骨軟化症	牛乳・乳製品，小魚，緑黄色野菜
	ナトリウム	Na	浸透圧や酸塩基平衡を調節する		食塩，みそ，しょうゆなどの調味料
	カリウム	K	浸透圧や酸塩基平衡を調節する	筋力の低下	野菜，いも，豆
	リン	P	骨や歯をつくる エネルギー（ATP）の成分		さまざまな食品
	マグネシウム	Mg	骨や歯をつくる さまざまな酵素反応を助ける	筋力の低下	さまざまな食品
微量ミネラル	鉄	Fe	ヘモグロビンの成分として酸素を運ぶ	貧血	レバー，魚介類，緑黄色野菜
	亜鉛	Zn	抗酸化酵素の成分	成長不良，味覚障害	穀類，貝類，肉類
	ヨウ素	I	甲状腺ホルモンの成分	クレチン病	海藻
	銅	Cu	抗酸化酵素の成分	成長不良，免疫力の低下	穀類，豆，レバー
	マンガン	Mn	抗酸化酵素の成分	成長不良	貝類，種実類

食事からのカルシウムの吸収は，からだのカルシウムの必要性に応じて調節される。成長期，妊娠期，授乳期や，食事からのカルシウム摂取量が少ない時などは，小腸からのカルシウムの吸収は増加する。一方，加齢と共にカルシウムの吸収は減少する。小腸でカルシウムを吸収するのに必要なたんぱく質の合成には，活性型ビタミンDが必要である。また，食品成分もカルシウムの吸収に影響する。牛乳に含まれる乳糖やたんぱく質は，カルシウムの吸収を増加させる。加工食品に多く含まれるリン酸の過剰摂取や，穀類の**フィチン酸❶**，野菜の**シュウ酸❷**や**食物繊維** ▶p.16 は，カルシウムの吸収を減少させる。

骨は，常に**骨形成と骨吸収❸**を繰り返しながら一定量の骨量を維持している。成長期には骨形成が骨吸収を上回り，加齢と共に，骨形成よりも骨吸収が優勢になる。したがって，成長期には特にカルシウムを十分に摂取することが重要であり，カルシウムが不足すると骨の発育が不十分で成長が悪くなる（**くる病・骨軟化症** ▶p.35）。女性ホルモンは，骨のカルシウムを血液中にとけ出しにくくするため，閉経後の女性では女性ホルモンの減少と共に骨量が減少する 資料4 。

カルシウムを多く含む食品は，牛乳，乳製品，小魚である 資料5 。植物性食品にはカルシウムは少ないが，えんどうやこまつななどの緑黄色野菜には比較的多い。野菜のカルシウムは長時間ゆでるとゆで汁に多少流出するが，カルシウムの加熱調理による損失はほとんどない。

❶**フィチン酸**　穀類や豆類に特徴的に含まれる成分。カルシウム，マグネシウム，鉄などの無機イオンと結合しやすい性質を持つ。消化管内でこれらのミネラルと結合すると不溶性になるため，ミネラルの吸収が阻害される。

❷**シュウ酸**　野菜などの植物性食品に多く含まれる成分。カルシウムやカリウムと結合すると，不溶性のシュウ酸カルシウムやシュウ酸カリウムになるため，小腸からのカルシウムやカリウムの吸収が阻害される。また，シュウ酸カルシウムは，尿路結石の原因にもなる。

❸**骨形成・骨吸収**　骨形成は，骨芽細胞がカルシウムやリンを骨に沈着させることによって，骨量を増加させるはたらきである。骨吸収は，破骨細胞がカルシウムやリンを骨から溶出させることによって，骨を分解させるはたらきをいう。

資料4 **日本人の年齢による骨量変化**

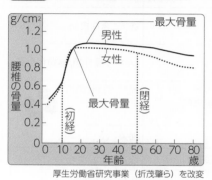

厚生労働省研究事業（折茂肇ら）を改変

資料5 **カルシウムを多く含む食品**

推奨量　女性 650　男性 800　（　）内は1人1回使用量のめやす

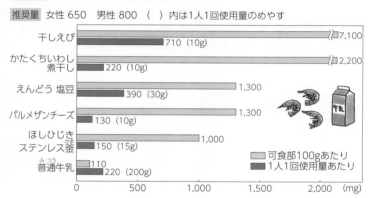

2. ナトリウム・カリウム

　ナトリウム（Na）は、**浸透圧**や**酸塩基平衡**を調節する[4]。
▶p.40
ナトリウムは食塩（NaCl）として摂取している。食塩、しょ
うゆ、みそなどの調味料は和食に欠かせないため、日本人の
5　食塩摂取量は多い 資料6 。食塩をとりすぎると高血圧にな
りやすい 資料7 ため、濃い味の食事を好む人は食塩のとり
すぎに注意する必要がある。下痢や多量の発汗時にはナトリ
ウムが失われ、食欲の低下やけいれんが起こる。

　カリウム（K）は、ナトリウムと同様に浸透圧や酸塩基平
10　衡を調節する[4]。カリウムには血圧の上昇を抑えるはたらき
があるため、高血圧症の予防に重要である。カリウムは食品
に広く存在し、特に野菜とくだものに多い 資料8 。そのため、
カリウム不足はほとんど起こらないが、下痢やおう吐が続く
と欠乏状態になり、筋力が低下することがある。

❹**ナトリウム・カリウム**　ナトリウムは
細胞外に多く存在し、カリウムは細胞内
に多く存在する。

資料7　ナトリウムの血圧上昇作用

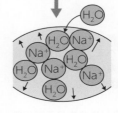

血液中のナトリウム濃度が
上昇すると、血液を薄めるた
めに細胞内から血管内に水
が移動する

血液量が増える
ため、血管を内
側から外側へ押
す力が増える
＝ 血圧上昇

資料6　食塩を多く含む食品

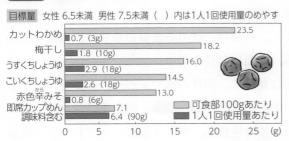

目標量 女性 6.5未満 男性 7.5未満　（ ）内は1人1回使用量のめやす

	可食部100gあたり	1人1回使用量あたり
カットわかめ	23.5	0.7 (3g)
梅干し	18.2	1.8 (10g)
うすくちしょうゆ	16.0	2.9 (18g)
こいくちしょうゆ	14.5	2.6 (18g)
赤色辛みそ	13.0	0.8 (6g)
即席カップめん 調味料含む	7.1	6.4 (90g)

資料8　カリウムを多く含む食品

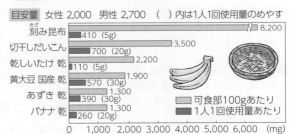

目安量 女性 2,000 男性 2,700　（ ）内は1人1回使用量のめやす

	可食部100gあたり	1人1回使用量あたり
刻み昆布	8,200	410 (5g)
切干しだいこん	3,500	700 (20g)
乾しいたけ 乾	2,200	110 (5g)
黄大豆 国産 乾	1,900	570 (30g)
あずき 乾	1,300	390 (30g)
バナナ 乾	1,300	260 (20g)

3. リン・マグネシウム

15　**リン（P）**は体重の約1％を占め、その約80％はカルシウ
ムと共に骨や歯をつくっている。残りは血液や筋肉などの細
胞内にあり、細胞膜のリン脂質、核酸、アデノシン三リン酸
（ATP）などのリン酸化合物を構成する。リンは食品に広く
20　存在し、また加工食品には食品添加物として**リン酸塩**❺が使
われるため、日常の食事でリンが不足することはない。過剰
のリンは小腸でのカルシウムの吸収を減少させるため、カル
シウムとリンの摂取比率は1：2～2：1が望ましい。

　人体の**マグネシウム（Mg）**の50～60％は、カルシウムと
25　共に骨を構成している。さらに、マグネシウムは、過剰な神
経の興奮を抑えたり、エネルギー代謝や脂肪酸代謝などの酵
素反応を助けたりする。

❺**リン酸塩**　食品添加物として、カルシ
ウムや鉄の強化剤、結着剤（食肉加工品
の保水性や弾力性をよくする）、中華麺
用アルカリ剤（かんすい）などに利用さ
れている。

Column

マグネシウムの過剰症

　日常の食生活では、マグネシウム
の欠乏症も過剰症もほとんど起こら
ない。しかし、サプリメントなどに
よってマグネシウムを過剰に摂取す
ると下痢になる。この作用を利用し
て、酸化マグネシウムを主成分とす
る便秘薬が市販されている。

3. 微量ミネラルのはたらき

1. 鉄

　人体の**鉄（Fe）**の70%は，赤血球の色素である**ヘモグロビン❶**の成分として各組織に酸素を運搬する。また，鉄の3〜5%は，筋肉の色素であるミオグロビンの構成成分として，筋肉における酸素の利用に役立っている。赤血球は，骨髄でつくられてから約120日で壊れる。そのなかの鉄の大部分は再利用されるが，少しずつ体外に失われるため食事によって補う必要がある。さらに，女性は月経により血液中の鉄が失われるので損失量が多い。閉経後は，鉄の必要量は減少する。

　鉄が不足すると，血液中のヘモグロビン濃度が低下するので，全身への酸素の供給量が減る。その結果，①動悸や息切れがする，②全身がだるくなる，③皮膚や粘膜が白っぽくなる，などの**鉄欠乏性貧血❷**になる。若い女性は，体型を気にしてダイエットすることによって，鉄の摂取量が不十分になりやすい。また，妊婦は，鉄の必要量の増加に摂取量が追いつかないため，貧血になりやすい。

　鉄を多く含む食品は，赤身の肉やレバー，あさり，ひじき 〔Column〕，こまつななどである 〔資料9〕。肉や魚に含まれる鉄は吸収率が高い。植物性食品，卵，乳製品に含まれる鉄は吸収率が低く，その吸収は他の食品成分によって影響を受ける。動物性たんぱく質や**ビタミンC❸**は，鉄の吸収を増加させる。お茶の**タンニン❹**，穀類のフィチン酸，野菜のシュウ酸や食物繊維は鉄の吸収を減少させる。鉄の吸収は，鉄の必要性によっても調節されている。成長期，妊娠期，鉄欠乏時には鉄の吸収が増加する。

▶p.42　▶p.42

❶**ヘモグロビン**　ヘモグロビンは，肺で酸素と結合し，血液中を流れることによって体内の各組織に酸素を運ぶ。各組織では，栄養素の代謝によって生じた二酸化炭素と結合し，肺まで運ぶ。

❷**鉄欠乏性貧血**　ヘモグロビン合成の材料である鉄が足りないために，体内の各組織に十分な酸素を送れなくなる状態。

❸**ビタミンC**　食品に含まれる三価鉄（Fe^{3+}）は，小腸で二価鉄（Fe^{2+}）に還元されて，二価の金属を吸収するしくみによって吸収される。ビタミンCは，小腸での Fe^{3+} の還元を助ける。

❹**タンニン**　コーヒー，お茶，野菜，くだものなどに広く存在する苦味の成分。食品を切ったり加工したりする過程で酸化されて茶色に変色する。

〔Column〕 ひじきの鉄分含有量

　ひじきは鉄の多い食品というイメージが強い。実際に日本食品標準成分表で調べると，鉄釜で煮て乾燥させたひじき（食品番号09053）の鉄量は58.0mg/100gと非常に多い。ところが，市販のほしひじきの多くは加工にステンレス釜を使用しており，この場合のほしひじき（食品番号09050）の鉄量は6.2mg/100gと，同じ海藻類のこんぶやわかめと変わらない。このように，食品の栄養素量が調理加工方法によって大きく異なる場合もあるため注意が必要である。

〔資料9〕　鉄を多く含む食品

推奨量　男性 10.0　女性（月経あり）10.5　　（　）内は1人1回使用量のめやす

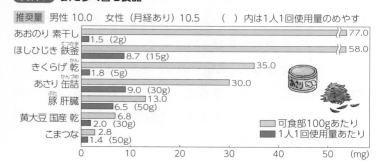

食品	可食部100gあたり	1人1回使用量あたり
あおのり 素干し	77.0	1.5 (2g)
ほしひじき 鉄釜	58.0	8.7 (15g)
きくらげ 乾	35.0	1.8 (5g)
あさり 缶詰	30.0	9.0 (30g)
豚 肝臓	13.0	6.5 (50g)
黄大豆 国産 乾	6.8	2.0 (30g)
こまつな	2.8	1.4 (50g)

2. 亜鉛・ヨウ素

人体の**亜鉛**（Zn）の60%は筋肉に存在し，残りは骨，肝臓，腎臓などに存在する。亜鉛は，生体内のさまざまな酵素反応に必要であり，亜鉛を含む酵素やたんぱく質❺の構成成分としても役立っている。亜鉛が不足すると，成長障害，食欲の低下，味覚障害などが起こる。亜鉛は，貝類や肉類，アーモンド，ココアなどに多く含まれる（資料10）。亜鉛の吸収は，鉄と同じく穀類のフィチン酸，野菜のシュウ酸や食物繊維，鉄の過剰摂取によって減少する。

人体の**ヨウ素**（I）の70〜80%は，甲状腺に存在する。ヨウ素は，甲状腺ホルモンの構成成分として，エネルギー代謝を活発にしたり，たんぱく質の合成を調節したりする。また，胎児のからだの発達や成長に必要であるため，胎児や乳幼児では，ヨウ素の不足によって成長障害と精神発達障害が起こる（**クレチン病❻**）。ヨウ素は海水に含まれるため，こんぶ，わかめ，のりなどの海藻類に多く含まれる（資料11）。そのため，日本人ではヨウ素の欠乏症❼が起こりにくい。

❺**亜鉛を含む酵素やたんぱく質**　からだを酸化ストレスから守る抗酸化酵素であるスーパーオキシドジスムターゼや，遺伝子から特定のたんぱく質を合成するために必要なたんぱく質（転写因子）などがある。

❻**クレチン病**　胎児や乳幼児のヨウ素欠乏症。成長障害と精神発達障害を伴う甲状腺機能低下症である。

❼**ヨウ素の欠乏症**　大陸内部の国ではヨウ素欠乏症（甲状腺腫）が起こることがある。アメリカ，カナダ，中国などの大陸では，ヨウ素欠乏症の予防のために，食塩にヨウ素酸塩を添加したものが利用されている。

Column

消毒薬としてのヨウ素

ヨウ素は，ポビドンヨードやヨードチンキとして，昔からうがい薬や傷の消毒薬などに広く利用されている。ヨウ素が病原菌や細菌が持つたんぱく質のアミノ酸の構造を変化させると考えられている。

資料10　亜鉛を多く含む食品

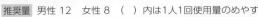
推奨量　男性 12　女性 8　（ ）内は1人1回使用量のめやす

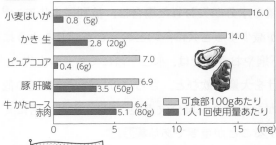

食品	可食部100gあたり	1人1回使用量あたり
小麦はいが	16.0	0.8 (5g)
かき 生	14.0	2.8 (20g)
ピュアココア	7.0	0.4 (6g)
豚 肝臓	6.9	3.5 (50g)
牛 かたロース 赤肉	6.4	5.1 (80g)

(mg)

資料11　ヨウ素を多く含む食品

推奨量　男性・女性 140　（ ）内は1人1回使用量のめやす

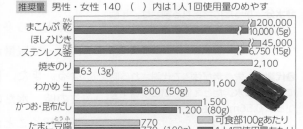

食品	可食部100gあたり	1人1回使用量あたり
まこんぶ 乾	200,000	10,000 (5g)
ほしひじき ステンレス釜	45,000	6,750 (15g)
焼きのり	2,100	63 (3g)
わかめ 生	1,600	800 (50g)
かつお・昆布だし	1,500	1,200 (80g)
たまご豆腐	770	770 (100g)

(μg)

Column

安定ヨウ素剤

1986年に旧ソ連ウクライナ共和国のチェルノブイリ（チョルノービリ）原子力発電所で爆発事故が起こり，その数年後には地域住民に甲状腺がんが増加した。放射性ヨウ素は，食物や飲料水を通して体内に入ると甲状腺に蓄積し，特に子どもでは甲状腺がんの発症リスクが高まる。安定ヨウ素剤は，放射性よう素が甲状腺に蓄積するのを防いだり，体内の放射性ヨウ素の濃度を薄めたりすることによって，甲状腺がんの発症リスクを低下させる。日本でも，2011年に東日本大震災によって起こった福島第一原子力発電所事故の際には，一部地域で安定ヨウ素剤の配付が行われた。

環境省「放射線による健康影響等に関する統一的な基礎資料（平成29年度版）」

まとめ

●ミネラルの種類と機能について理解できた。………………………………☐
●ミネラルの主な供給源と過剰症・欠乏症について理解できた。………………☐
●ミネラルの調理による変化について理解できた。………………………………☐

第 7 節　その他の成分

ねらい

●水のはたらきについて理解しよう。
●機能性成分のはたらきについて理解しよう。

資料1　水のはたらき

①水溶性の栄養素や食品成分をとかして消化や吸収を助け，化学反応である代謝の場を与える。
②体液の成分としてし，血液によって栄養成分や老廃物を運搬する。
③酸性物質やアルカリ性物質，塩類などは，水溶液中でイオンになり，体液のpHや細胞内外の浸透圧のバランスを保つのに役立つ。
④水が体内を満たしていることによって体温の変化を少なくし，さらに発汗によっても体温を調節する。

---

❶水分　からだに含まれる割合は，年齢が低いほど多い。たとえば，乳児は約70%であり，高齢者では約50%である。

❷代謝水　栄養素が体内で代謝される時に生成する水。たとえば，ぶどう糖1gから水0.56mLが生成される 資料3 。

❸抗利尿ホルモン　脳の下垂体後葉から分泌されるバソプレッシン。腎臓における水の再吸収を増加させることによって尿量を減少させる。

TRY

脱水症にならないための適切な水分のとり方を調べてみよう。

---

1. 水のはたらき

　水は人体に最も多く含まれ，生命の維持のために重要な成分である 資料1 。水分❶は体重の60%程度を占める。人は，毎日ほぼ同じ量の水分を摂取して排泄することによって，体内の水分量を一定に保っている 資料2 。体内に入る水分には，飲料水以外に，食物に含まれる水分や体内で栄養素から生成する水（**代謝水❷**）がある 資料3 。一方，水の排泄には，尿以外に，呼気や皮膚から蒸発する水蒸気や糞便として排泄される水がある 資料2 。

資料2　水の出納

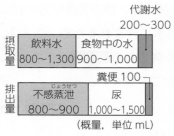

代謝水 200～300

摂取量	飲料水 800～1,300	食物中の水 900～1,000	
排出量	不感蒸泄 800～900	尿 1,000～1,500	糞便 100

（概量，単位 mL）

資料3　栄養素1gあたりの代謝水量

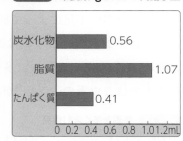

炭水化物	0.56
脂質	1.07
たんぱく質	0.41

0 0.2 0.4 0.6 0.8 1.0 1.2mL

　体内から多量の水分が失われた場合は，**抗利尿ホルモン❸**によって尿量が減少すると共に，のどの渇きを感じるようになる。また，下痢やおう吐では，水と一緒にミネラルも失う。この時，水だけを大量に飲むと，さらにけいれんや血圧の低下を招くことがあるため（塩分欠乏型脱水），水と一緒にミネラルも補給することが重要である 資料4 。

資料4　脱水症

　発熱，高温の室内，激しい運動などによって大量に汗をかいたり，下痢やおう吐によって水分が失われたりすると脱水症になる。体内の水分の4%が失われると，頭痛や吐き気，体温の上昇などの症状が起こる。乳幼児は腎臓の機能が未発達であるため，また，高齢者は水分調節のはたらきが弱い，暑さを感じにくい，心臓や血管に持病があるなどの複合的な要因によって脱水症になりやすい。

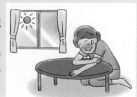

---

2. 機能性成分のはたらき

1. 機能性成分の特徴

　植物性食品には，栄養素以外にも，微量で人の健康の維持や増進に役立つ成分が含まれている。これらの成分は，ビタ
5 ミンなどの栄養素と違って，毎日食べなくても欠乏症にはならないため，人が生きるために必ず必要というわけではない。しかし，人が健康で長生きするために，特に生活習慣病に対するこれらの**機能性成分**の効果が期待されている。ビタミンやミネラルと比べると，人への有効性が科学的に明らかにさ
10 れているものは少ない。

2. 有機硫黄化合物

　ねぎ，たまねぎ，にんにく，にらなどの野菜には，特有の香りを持つ**有機硫黄化合物**が含まれている。この硫黄化合物には抗菌作用があり，さらに抗酸化作用，抗がん作用，抗動
15 脈硬化作用が期待されている。にんにくに含まれる**アリシン❹**はビタミンB_1の吸収を増加させる。

3. カロテノイド

　カロテノイドは，野菜やくだものに含まれる色素であり，750種類以上存在する。β-カロテンなどのプロビタミンA
20 もカロテノイドに含まれる。トマトに含まれる**リコペン❺**や，緑黄色野菜に含まれる**ルテイン❻**は，プロビタミンAではないが抗酸化作用を持つ。カロテノイドは脂溶性のものが多いため，油と一緒に摂取すると吸収率が高まる。

4. フラボノイド

25 　**フラボノイド**は**ポリフェノール❼**の一種であり，野菜，くだもの，嗜好飲料などの植物性食品に広く存在する。食品中では，ぶどう糖と結合して存在するものが多い。大豆に含まれる**イソフラボン❽**には，女性ホルモンに似た作用がある。また，お茶や紅茶に多い**カテキン❾**や，野菜やくだものに多
30 い**ケルセチン❿**，みかんに多い**ヘスペリジン⓫**，ベリー類や赤ワインに多い**アントシアニン⓬**などには，生体における抗酸化作用や，動脈硬化やがんを予防する効果などが期待されている。

❹**アリシン**　にんにくやねぎに含まれる揮発性，刺激性の臭気物質。にんにくやねぎを切ったり傷つけたりすると，これらの食品に含まれるアリイン（無臭）にアリイナーゼが作用してアリシンが生成する。

❺**リコペン**　トマト，すいか，ピンクグレープフルーツなどに含まれる赤色色素。

❻**ルテイン**　ほうれんそう，ケール，とうもろこし，ブロッコリーなどの緑黄色野菜や，卵黄に多く含まれる黄色色素。抗酸化作用や視覚作用が期待される。

❼**ポリフェノール**　植物に含まれる成分で，ベンゼンやナフタレンなどの芳香環に水酸基が結合した構造を持つ化合物の総称である。

❽**イソフラボン**　豆類に含まれる成分であり，日本人は主に大豆から摂取している。女性ホルモン（エストロゲン）と構造が似ているため，体内で女性ホルモンと似た作用を示す。

❾**カテキン**　お茶の苦味や渋みの成分。緑茶に多く含まれる。抗酸化作用や消臭作用があり，さらに脂質代謝に対する有効性なども検討されている。

❿**ケルセチン**　野菜やくだものに豊富に含まれる成分。抗酸化作用が期待される。

⓫**ヘスペリジン**　レモンやみかんの皮に含まれる成分。ヘスペリジンの糖を除いた部分（アグリコン）であるヘスペレチンは，食品添加物の酸化防止剤としても利用されている。

⓬**アントシアニン**　植物性食品に広く存在する赤紫色の色素。特にぶどうやベリー類，一部の野菜，ワインが主な供給源である。pHによって色調が変化する。

✉ **まとめ**

● 水のはたらきについて理解できた。 ‥‥‥‥‥‥‥‥‥ □

● 機能性成分のはたらきについて理解できた。 ‥‥‥‥‥‥‥‥‥ □

◇確認問題【穴埋め】　次の（　　　）に適する語句や数字を書きなさい。

解答欄

| ① _____ |
| ② _____ |
| ③ _____ |
| ④ _____ |
| ⑤ _____ |
| ⑥ _____ |
| ⑦ _____ |
| ⑧ _____ |
| ⑨ _____ |
| ⑩ _____ |
| ⑪ _____ |
| ⑫ _____ |
| ⑬ _____ |
| ⑭ _____ |
| ⑮ _____ |
| ⑯ _____ |
| ⑰ _____ |
| ⑱ _____ |
| ⑲ _____ |
| ⑳ _____ |
| ㉑ _____ |
| ㉒ _____ |
| ㉓ _____ |
| ㉔ _____ |
| ㉕ _____ |
| ㉖ _____ |
| ㉗ _____ |
| ㉘ _____ |
| ㉙ _____ |

第1節

1 私たちが日常食べている食品には，さまざまな（ ① ）がいろいろな形で含まれている。健康を（ ② ）していくためには，いろいろな食品を（ ③ ）よくとらなくてはならない。

第2節

2 炭水化物には，体内で消化・吸収され，その過程でエネルギーを生み出す（ ④ ）と，人の体内では消化されない（ ⑤ ）がある。

3 炭水化物の基本となる最小のものを（ ⑥ ）という。これを基本単位として2個から数個つながったものを（ ⑦ ），多数つながったものを（ ⑧ ）という。

第3節

4 脂質は，（ ⑨ ）に溶けにくく，（ ⑩ ）に溶ける性質を持つ。脂質は化学構造の特徴により，（ ⑪ ），（ ⑫ ），（ ⑬ ）に分けられる。

5 一般に油や脂肪といわれているものは（ ⑭ ）のことで，脂肪酸3分子と（ ⑮ ）1分子が結合した構造をしている。

第4節

6 たんぱく質は，炭素，水素，酸素の他に，（ ⑯ ）や（ ⑰ ）が含まれている。たんぱく質は（ ⑱ ）をつくる基本成分である。また，酵素，ホルモン，免疫，物質の（ ⑲ ）などの機能がある。

7 たんぱく質は，基本単位である（ ⑳ ）が，多数結合した高分子化合物である。その結合のしかたを（ ㉑ ）という。

第5節

8 ビタミンは（ ㉒ ）で生理作用を示す成分である。ビタミンは人の体内で（ ㉓ ）できない，または必要量に満たないため，食物から摂取しなければならない。不足すると特有の（ ㉔ ）が起こる。

第6節

9 人体を構成する炭素，水素，酸素，窒素以外の成分を（ ㉕ ）と呼ぶ。それらの成分は，生体内では約83％が（ ㉖ ）や（ ㉗ ）に，約10％が筋肉にある。

第7節

10 水分は体重の（ ㉘ ）％程度を占める。体内に入る水分には，飲料水以外に，食物に含まれる水分や体内で栄養素から生成する（ ㉙ ）がある。

◇確認問題【一問一答】　次の説明に当てはまる言葉を答えなさい。

第1節

1 食物から摂取した成分を，体内で分解したり，生体に必要な物質に合成したりする化学反応の過程。

第2節

2 体内ですぐに利用されないぶどう糖を一時的に貯蔵する臓器。

3 ぶどう糖が体内で分解され，蓄えられるエネルギー。

4 血液中のぶどう糖濃度。

第3節

5 脂肪酸の構造に二重結合のないもの。

6 脂肪酸の構造に二重結合のあるもの。

7 食物から摂取しなければならない脂肪酸。

第4節

8 食物からとり入れなければならないアミノ酸。

9 たんぱく質のアミノ酸組成をもとに計算した栄養価。

10 多様な食品からたんぱく質を同時にとることにより，必須アミノ酸の不足分を補い，全体の栄養価が高くなること。

第5節

11 油に溶けやすいビタミンの総称。

12 水に溶けやすいビタミンの総称。

第6節

13 細胞内または細胞外の溶液が，細胞膜を通って反対側に浸透してくる時に生じる圧力。

第7節

14 植物性食品に含まれる，微量で人の健康の維持や増進に役立つ成分。

解答欄

1

2

3

4

5

6

7

8

9

10

11

12

13

14

まとめてみよう

1 なぜ,体内の成分は日々壊してはつくるという作業が繰り返されて,同じ状態に保たれている(動的平衡)のか，考えてみよう。

2 炭水化物，脂質，たんぱく質が，クエン酸回路（TCA回路）によって多くのエネルギーを得ることに着目して，代謝が高まる方法を考えてみよう。

3 ビタミンの欠乏症を表にまとめてみよう。

4 ミネラルの欠乏症を表にまとめてみよう。

食に関する実験をやってみよう

実験1. そしゃく回数と味の感じ方について調べてみよう

　近年，食事の際のそしゃく回数が少なくなっているといわれています。よく噛まず，味覚を感じる前に飲みこんでいる場合もあるのではないでしょうか。だ液のなかには，アミラーゼ（▶p.14）という消化酵素が含まれています。アミラーゼにはでんぷんを分解して吸収を促すはたらきがあります。

　でんぷんは，何回そしゃくすると，だ液によって分解されるのでしょうか。また，でんぷんが分解されると味に変化が生じるのでしょうか。そしゃく回数による味の感じ方の違いを調べてみましょう。

実験方法

①1斤8枚切りの食パンを3cm角に切り，1人3かけ準備します。

②そしゃく回数を10回，20回，30回に分けて，味の感じ方などをそれぞれ記入します。

そしゃく回数	味の感じ方, どのような味か, テクスチャー（食感）　など
10回	
20回	
30回	

TRY
　だ液には，でんぷんの分解以外に，そしゃくによってどのような効果が得られるか，右のイラストを参考に調べてみましょう。

> よく噛むとだ液がたくさん出るよ。だ液に含まれる成分が免疫力を高めてくれるよ。

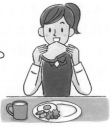

実験2. そしゃく回数を数えてみよう

　あなたは普段，何回そしゃくして飲みこんでいるでしょうか。実験1では，そしゃく回数を10回，20回，30回と指定しましたが，今度は，普段と同じように食品を食べて，そしゃく回数を数えてみましょう。グループで行う際は，全員分の同じ重量の食品を準備してそしゃくしましょう。

実験方法

①食品を準備します。

　例）ご飯10g　食パン5g

　　　りんご中サイズ1/24個　など

②飲みこむまでのそしゃく回数を数えます。

食品名	重量(g)	そしゃく回数(回)
ご飯		

TRY
　そしゃく回数は30回以上が望ましいとされています。そしゃくによって得られる効果にはどのようなものがあるか，「ひみこのはがいーぜ」という標語 資料1 の（　）に入る言葉を調べてみましょう。

資料1　ひみこのはがいーぜ

ひ　（　）予防

み　（　）の発達

こ　（　）の発音がはっきり

の　（　）の発達

は　（　）の病気を防ぐ

が　（　）を防ぐ

いー　（　）の働きを促進する

ぜ　（　）の体力向上と全力投球

日本咀嚼学会による

実験3. 色彩によるおいしさの感じ方の違いを調べてみよう

同じ料理でも，色によっておいしさの感じ方に違いはあるでしょうか。

実験方法

QRコードから，カラー，白黒，色を変えた料理の画像を見て，どのように感じるか話しあってみましょう。

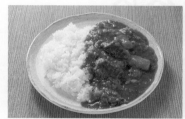
カレーライス

おでん

実験4. 視覚と嗅覚と味覚による味の違いを感じてみよう

人は舌で味を感じますが，「五感で味わう」という言葉もあるように，舌以外でも味を感じるといわれています。どのようなところから味を感じているか調べてみましょう。

実験方法

①スナック菓子を3種類（A・B・C）準備します。ただし，実験する人にはパッケージを見せず，何の味があるのかわからないように配布します。

②2人一組になり，スナック菓子を渡す人と食べる人を決めます。

③食べる人は，目隠しをして鼻を押さえます。

④渡す人は，食べる人に何も情報を与えずにスナック菓子を手渡します。

⑤食べる人は受け取ったスナック菓子を食べて，何の味だと思ったかを相手に伝えて用紙に記入してもらいます。

⑥渡す人と食べる人を交替して③～⑤を行います。

食べた人の名前	Aの味	Bの味	Cの味

人は視覚と嗅覚でも味を感じるといわれています。何の味に感じるかは人それぞれです。

鼻を押さえて食べた後，鼻を押さえるのをやめてにおいを察知した時，違った味を感じるでしょう。また，何の味のスナック菓子を食べるかという情報を与えられた後に食べると，また違った味を感じるかもしれません。いろいろな方法を試してみましょう。

TRY

かき氷のシロップでも実験4と同様の実験が行えます。
目隠しをして食べてみて，何の味に感じるか試してみましょう。

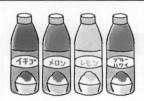

第2章 消化と吸収

第1節 食欲

ねらい

●食欲を感じるメカニズムを理解しよう。

❶**遊離脂肪酸** 他の物質と結合していない脂肪酸。FFA ともいう。

資料1 **脳内における視床下部の位置**

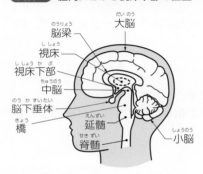

大脳
脳梁
視床
視床下部
中脳
脳下垂体
延髄
橋
脊髄
小脳

資料2 **食欲のメカニズム**

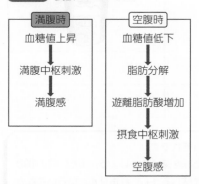

満腹時	空腹時
血糖値上昇	血糖値低下
↓	↓
満腹中枢刺激	脂肪分解
↓	↓
満腹感	遊離脂肪酸増加
	↓
	摂食中枢刺激
	↓
	空腹感

❷**五感** 感覚機能のうち，視覚，聴覚，触覚，味覚，嗅覚をさす

まとめ

●食欲を感じるメカニズムを理解できた。……………□

1. 食欲の調節

食物を食べたいという欲望が**食欲**である。通常，人は空腹時に食欲を感じ，満腹になると食欲が抑えられる。満腹感や空腹感は，血液中のぶどう糖濃度（**血糖値**）や**遊離脂肪酸**❶の変化に応じて，脳の視床下部 資料1 にある満腹中枢と摂食中枢によって生じる。

食事を摂取して血糖値が上昇すると，この情報がただちに満腹中枢に伝わり，満腹感を感じるようになる。血糖値の上昇は食事を始めてから約20分後なので，早食いの人は満腹感を感じる前に多くのエネルギーを摂取してしまうことになる。

一方，空腹時には，からだに蓄えていた脂肪を分解してエネルギーをつくり出そうとして，遊離脂肪酸が増加する 資料2 。遊離脂肪酸が増加すると，摂食中枢が刺激され，空腹を感じるようになる。

2. 大脳による食欲の調節

食欲は，嗜好や食習慣，健康状態，精神状態，年齢など，さまざまな生理的・心理的要因に影響される。おいしそうな食物に対しては満腹時にも食欲を感じる。おいしそうな料理を見たり，においをかいだりするだけでも食欲が生じるのは，視覚や嗅覚などの**五感**❷がかかわっている。強いストレス状態にあると食欲が抑えられることから，脳の視床下部にある満腹中枢と摂食中枢だけでなく，大脳も食欲を調節していると考えられる。

TRY

食欲を促進したり抑制したりする心理的要因をあげてみよう。

第2節 消化と吸収のしくみ

1. 栄養素の消化と吸収

　私たちは，からだをつくり，日常生活を送るのに必要なエネルギーを得るために，栄養素を食物から摂取しなければな
5 らない。食物は，口から肛門までの約10mの消化管を通過する過程で消化・吸収され，体内で利用できるようになる
資料1 。ぶどう糖やミネラルのような小さな分子は，その
▶p.12
まま体内に入って利用されるが，脂質やでんぷん，たんぱく質は，そのままの形では体内に取り入れられない。

10 　そこで，口から摂取した栄養素を消化管内で，管壁を通過
できる状態にまで細かく分解する必要がある。この過程を**消
化**といい，消化された物質が管壁から体内に取りこまれることを**吸収**という。吸収は胃や大腸でも行われるが，大部分は
▶p.58
小腸で行われる。そして，食物の残りかすや，消化・吸収の
15 過程でできた不要な物質は，便となって体外に排泄される。

　消化管のはたらきには，**物理的消化，化学的消化，生物学
的消化**がある 資料2 。

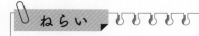

●消化と吸収のしくみについて理解しよう。

第2章

TRY

物理的消化，化学的消化，生物学的消化の具体例について調べてみよう。

資料1 人の消化器系

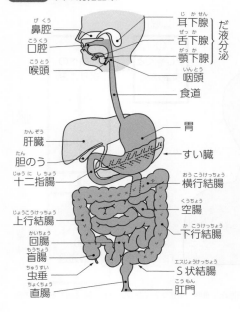

鼻腔
口腔（こうくう）
喉頭（こうとう）
耳下腺（じかせん）
舌下腺（ぜっか）
顎下腺（がっか）
咽頭（いんとう）
だ液分泌
食道
胃
肝臓（かんぞう）
胆のう（たん）
すい臓
十二指腸（じゅうにしちょう）
横行結腸（おうこうけっちょう）
上行結腸（じょうこうけっちょう）
空腸（くうちょう）
回腸（かいちょう）
下行結腸（かこうけっちょう）
盲腸（もうちょう）
虫垂（ちゅうすい）
S状結腸（エスじょうけっちょう）
直腸（ちょくちょう）
肛門（こうもん）

資料2 消化作用の種類とはたらき

消化の種類		はたらき
物理的消化	そしゃく	歯で細かく噛みくだく。
	撹拌（かくはん）	舌で食物とだ液を混ぜ合わせる。胃や腸のぜん動運動などによって，胃液や腸液などと混ぜ合わせる。
	移行	飲みこむことやぜん動運動などによって先に送り進める。
化学的消化		消化液に含まれる酵素によって栄養素を分解する。
生物学的消化		腸内細菌が持つ酵素のはたらきによって，消化されなかった物質を分解する。

2. 消化

　食物の消化は，主に口腔・胃・小腸・大腸などの消化管内で行われる。

1. 口腔での消化

　口から摂取した食物は，**口腔**内で噛みくだかれる。これを**そしゃく**という。そしゃくは，すべての食物の消化に重要である。特に，野菜やくだものなどの細胞は，消化されない**セルロース❶**で覆われていることから，そしゃくによってセルロースを破壊しなければ消化・吸収できない。また，食物が細かくなれば，消化酵素が働く表面積が増える。

　そしゃくされた口腔内の食物は，だ液と混ざり，飲みこみやすいかたまり（食塊）になる。だ液はpH❷が中性に近い透明の液体で，1日に1～1.5 L分泌される。だ液中には**だ液アミラーゼ**（プチアリン）といわれる消化酵素が含まれており，でんぷんを加水分解するはたらきがある。だ液アミラーゼは，pHが中性付近でよく働き，胃に送られた食物と胃液が混ざりあって酸性になっても，しばらくの間は働いている。

　そして，食塊は口腔から咽頭，食道を通って胃へ送られる。これを**嚥下**という 資料3 。

❶**セルロース**　植物の細胞壁の主成分で，ぶどう糖が結合した多糖類。非常に大きな分子構造をしており，人の消化液には消化できる酵素が含まれない。

❷**pH**　溶液の酸性やアルカリ性の強さを示す。pH7が中性でこれよりも低い場合を酸性，高い場合をアルカリ性という。

資料3　嚥下のしくみ

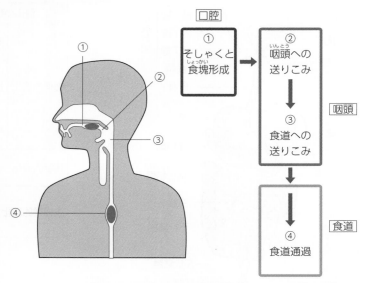

本田佳子「新臨床栄養学　栄養ケアマネジメント　第2版」を一部改変

2. 胃での消化

　胃 資料4 では，胃に送られた食塊が胃液と混ぜ合わされ
てかゆ状（消化がゆ）になり，胃の**ぜん動運動** 資料5
資料6 によって**十二指腸❸**を介して少しずつ小腸に送られ
5 る。食物が胃に入って胃壁を伸展したり胃の粘膜にふれたり
すると，**胃液**が分泌される。胃液は，pHが1.5〜2の強い酸
性である胃酸と消化酵素を含んでいる。胃酸は強い酸性であ
ることから，食物と共に取りこまれた細菌も破壊する。

　胃液中の主な消化酵素は，たんぱく質を分解する**ペプシン**
10 で，この酵素は酸性でよく働く。食物の分解物が胃の幽門部
に接触すると消化管ホルモンの**ガストリン❹**が分泌され，そ
の作用で胃酸の分泌が促進される。恐怖を感じた時は胃液の
分泌が抑制されるなど，分泌量は人の精神状態にも影響され
る。

15 　胃における食物の滞留時間は種類によって異なり，その後，
十二指腸に送られる。固形物では時間がかかり，炭水化物，
たんぱく質，脂肪の順で遅くなる。

▶p.60

資料4 **胃の各部の名称**

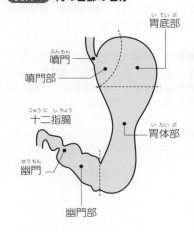

胃底部
噴門
噴門部
十二指腸
胃体部
幽門
幽門部

❸**十二指腸**　十二指腸は小腸の一部で，
胃から続く小腸の最初の部分である。

❹**ガストリン**　胃酸の分泌を促す一方
で，胃酸がガストリンの分泌を抑制する
ようにも働き，そのバランスによって，
胃酸が適度に分泌されている。

資料5 **消化管の運動（図）**

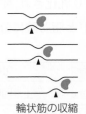

胃のぜん動運動

輪状筋の収縮部が移動する。

小腸のぜん動運動

輪状筋の収縮
部が移動する。

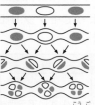

小腸の分節運動

輪状筋の収縮が交互
に繰り返される。

資料6 **消化管の運動（解説）**
●**胃のぜん動運動**…胃の中央付近
から収縮が起こり，幽門部に向
かって移動する運動をいう。この
運動が幽門を閉じて繰り返される
ことによって，食物と胃液がよく
混ぜ合わされる。
●**小腸のぜん動運動**…小腸が収縮
し，胃側から肛門側に向かって移
動する運動をいう。
●**小腸の分節運動**…一定の間隔で
小腸が収縮し，次にくびれとくび
れの間が収縮する運動をいう。こ
の運動が規則的に繰り返される
と，食物と消化液はよく混ざり，
腸壁にふれる回数も多くなって，
消化・吸収が促進される。

3. 小腸での消化

胃から**小腸**に送られた消化がゆは，**すい液❶**や**胆汁❷**，**腸液❸**の作用に加えて，小腸の運動によってさらに消化が進み，ほとんどの栄養素が小腸で吸収される。

まず，胃から十二指腸に酸性の消化がゆが送られてくると， 5
消化管ホルモンのセクレチンが分泌される。セクレチンの分泌により，すい臓からアルカリ性の重炭酸塩の分泌が促進されることで，酸性の消化がゆが中和され，小腸で消化酵素が働く環境が整えられる。十二指腸では，胃で消化された食物が，すい液や胆汁によってさらに消化される。 10

すい液は，炭水化物やたんぱく質，脂質を分解する消化酵素を含む重要な消化液である。**アミラーゼ**は，だ液やすい液中に含まれるでんぷんを分解する酵素である 資料7 。たんぱく質を分解する主な酵素は，**トリプシンとキモトリプシン**である。大きな分子のでんぷんやたんぱく質は，消化管を通 15
過する間に麦芽糖やジペプチド❹などの小さな分子に分解される。

その後，小腸上皮で**マルターゼ**や**ジペプチダーゼ❺**などの消化酵素によって，麦芽糖は単糖に，ペプチドはアミノ酸に分解される。また，食物中の脂肪の大部分を占める中性脂肪 20
は，胆汁中の胆汁酸塩により乳化され，すい液中の**すいリパーゼ**によってモノグリセリドと脂肪酸に分解される。

❶**すい液** すい臓から十二指腸に分泌される消化液。弱アルカリ性で，多くの消化酵素を含んでいる。

❷**胆汁** 肝臓でつくられ，胆のうに蓄えられている。アルカリ性の液体で，消化酵素は含まれていないが脂肪の消化・吸収を助ける作用がある。

❸**腸液** アルカリ性（約 pH8.3）で，マルターゼやペプチダーゼを含む。

❹アミノ酸が2個以上結合した化合物をペプチドという。ジペプチドはアミノ酸が2個結合したものである。

❺ペプチドを加水分解する酵素をペプチダーゼ，ジペプチドを分解する酵素をジペプチダーゼという。

資料7 消化管と消化酵素のはたらき

消化管	口腔	胃	小腸	
消化液	だ液	胃液	すい液	（上皮細胞）腸液

炭水化物
でんぷん：だ液アミラーゼ（プチアリン）すいアミラーゼ（アミロプシン）マルターゼ → 麦芽糖 → ぶどう糖
デキストリン／麦芽糖
しょ糖：スクラーゼ → ぶどう糖／果糖
乳糖：ラクターゼ → ぶどう糖／ガラクトース
脂肪：胆汁 すいリパーゼ（ステアプシン）→ モノグリセリド／脂肪酸
たんぱく質：ペプシン → プロテオース・ペプトン ／ トリプシン・キモトリプシン → ペプチド ／ ペプチダーゼ → アミノ酸

小腸の構造

　小腸は長さ約6mの細い管で、十二指腸・空腸・回腸からなる。内部は、多数の輪状ひだで覆われ、この表面には絨毛が密生している。さらに絨毛の表面を覆う上皮細胞の管腔側には多数の微絨毛があり、表面積をいっそう大きくして消化・吸収の効率をよくしている。絨毛は長さ約1mmの指状の突起で、そのなかにリンパ管と毛細血管が走っている。 資料8

第2章

資料8 **小腸壁の断面と微細構造**

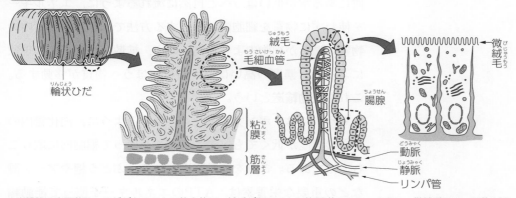

➡ 小腸管の表面積は、ひだがあることで約3倍に、絨毛があることで約30倍になる。さらに、微絨毛によって約600倍にもなる（総面積200m²で体表の約100倍）。

4. 大腸での消化

　大腸は、長さ1.5mの管状の器官で、小腸よりも太く、盲腸・結腸・直腸からなる。大腸では水分やミネラルが吸収され、便がつくられる。大腸の粘液からは、濃厚な腸液が分泌されるが、消化酵素は少ない。

5　大腸内には多数の**腸内細菌❻**が常在しており、腸内細菌によっていくつかのビタミン（ビタミンK，ビタミンB複合体）が合成され、体内で利用される。また腸内細菌は、消化・吸収されなかった炭水化物（食物繊維）に働いて、酢酸・プロ

10　ピオン酸・酪酸などの**短鎖脂肪酸❼**を生成する。体内の免疫細胞の約6割が存在する腸において、短鎖脂肪酸は大腸のエネルギー源となるだけでなく、**免疫❽**機能を高めるはたらきがある。

❻**腸内細菌**　腸内細菌には、乳酸菌やビフィズス菌などの善玉菌と大腸菌やぶどう球菌などの悪玉菌がある。

❼**短鎖脂肪酸**　炭素数が少ない脂肪酸のこと。主に炭素数が2〜4の脂肪酸をさすが、炭素数が2〜8の脂肪酸まで含めるという考え方もある。炭素数が2のものが酢酸である。

❽**免疫**　細菌やウイルス、病原微生物の体内への侵入を防ぎ、感染からからだを防御すること。

まとめ

●消化と吸収のしくみについて理解できた。..□

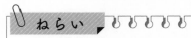

1. 吸収

1. 吸収のしくみ

　消化によって小さな分子になった栄養素は，消化管の粘膜
細胞を通って血中やリンパ管に送られる。これを**吸収**とい 5
う。
▶p.53

　吸収のしくみは大きく2つに分けられる。1つは，高い位
置にある水が低いほうへと自然に流れるように，エネルギー
を使わずに物質を細胞内に輸送する方法である。消化管内の
物質の濃度が細胞内よりも高い時に，拡散・浸透などの現象 10
によって，濃度の高いほうから低いほうへ物質が移動する。
これを**受動輸送**という。

　もう1つは，ポンプで水をくみ上げるように，消化管内の
物質の濃度が低くても，エネルギーを使って細胞内に取りこ
む方法である。これを**能動輸送**という。ぶどう糖やアミノ酸 15
などの重要な栄養素は，ATPのエネルギーを使って能動輸
送で吸収される。

資料1　**主な栄養素の吸収部位**

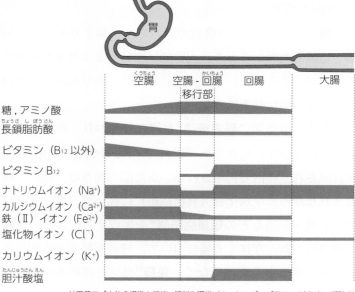

林正健二「人体の構造と機能 - 解剖生理学（ナーシング・グラフィカ）」を一部改変

2. 栄養素の吸収

　栄養素の大部分は小腸から吸収されるが，栄養素によって吸収されやすい部位が異なる 資料1 。

　中性脂肪が分解されたモノグリセリドや脂肪酸は，細胞膜を通過できない。そこで，モノグリセリドと脂肪酸は，胆汁酸塩と共に吸収されやすい形のミセル❶をつくり，小腸壁から吸収される。

　口腔や食道・胃では，栄養素はほとんど吸収されず，主な栄養素である単糖・アミノ酸・脂肪酸は小腸で吸収される。また，ビタミンやカルシウム，鉄なども小腸で吸収される。

　小腸上皮細胞から吸収された単糖やアミノ酸は，門脈から肝臓を経て，血流に乗って全身に運ばれる。

　脂肪酸は，小腸から吸収されるとただちに小腸上皮細胞内で中性脂肪に再合成され，キロミクロンとしてリンパ管に入る。その後，胸管を経て，左鎖骨静脈で血管に移行し，全身を循環した後，肝臓を経てその他の組織で利用される。脂溶性ビタミンも同様に，リンパ管から胸管を経て静脈に入り，全身に運ばれる 資料2 。

3. 消化吸収率

　私たちは，摂取した栄養素のすべてを体内にとりこんでいるわけではない。その一部は消化・吸収されずに体外に排泄されている。栄養素がどの程度消化・吸収されたかを示すのが**消化吸収率**である 資料3 。これは，栄養素の種類や組み合わせ，摂取量の他に，調理法や加工法によっても違ってくる。米では，搗精❷度の高い白米が玄米より消化吸収率がよく，炊飯によって消化されやすくなる。

　糞便中には，消化管内で消化・吸収されなかったものだけでなく，消化管からはがれた細胞や腸内細菌に由来する内因性のものも含まれている。それぞれの栄養素の消化吸収率は次式のように求められる。

$$消化吸収率(\%)=\frac{摂取量-(糞便中の排泄量-内因性排泄量❸)}{摂取量}\times100$$

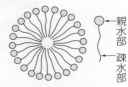

❶**ミセル**　水になじみやすい部分（親水部）を外側に，水になじみにくい部分（疎水部）を内側にして粒状になったもの（下図）。

親水部
疎水部

資料2　**栄養素の吸収経路**

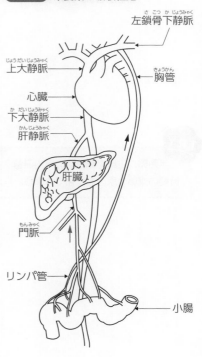

左鎖骨下静脈
上大静脈
胸管
心臓
下大静脈
肝静脈
肝臓
門脈
リンパ管
小腸

❷**搗精**　玄米から糠層を取り除いて白くすること。

❸**内因性排泄量**　無たんぱく質食や無脂肪食を与えた場合にも，糞便中に排泄される量に相当する。

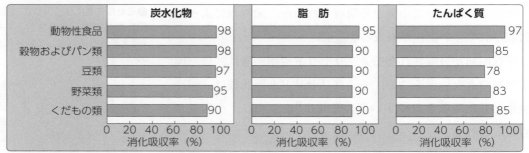

資料3 消化吸収率の比較

アトウォーターによる

➡一般に，消化吸収率が最も高いのは炭水化物で，ついで，動物性たんぱく質，脂肪，植物性たんぱく質の順である。

4. 食物の胃内での滞留時間

食物が消化管内を通る時間の長さは，消化の程度とは直接関係ないが，滞留する時間が短いほど消化管への負担は少ない。胃内での滞留時間は，栄養素の種類や調理法によって異なる **資料4**。たとえば，脂肪やたんぱく質の多い食物は，炭水化物を多く含む食物よりも長く，また，白身魚を焼くと，生の刺身よりも滞留時間は長くなる。卵焼きは半熟卵より長く，かゆと飯，水と牛乳などでも異なる。

> **TRY**
> 半熟卵，生卵，卵焼きの胃内滞留時間の違いの原因を考えてみよう。

資料4 食物の胃内滞留時間

食品群	食品名	数量	滞留時間
液体	水	200mL	1時間30分
	牛乳	200mL	2時間
たんぱく質性食品	半熟卵	100g	1時間30分
	生卵	100g	2時間30分
	卵焼き	100g	2時間45分
	ひらめ刺身	100g	2時間30分
	牛肉(煮)	100g	2時間45分
	ひらめ(焼)	100g	3時間
	てんぷら(えび)	100g	4時間
	ビーフステーキ	100g	4時間15分
でんぷん性食品	白米がゆ	100g	1時間45分
	米飯	100g	2時間15分
	もち	100g	2時間30分
	パン(焼)	200g	2時間45分
	うどん(煮)	100g	2時間45分
	さつまいも(焼)	100g	3時間
果実・野菜・豆	えんどう(煮)	100g	1時間45分
	りんご	100g	2時間30分
	きゅうり	100g	3時間
	たけのこ	100g	3時間15分

速水 決「三訂栄養生理概論」による

2. 排泄

1. 便の排泄

　大腸には，小腸で十分に吸収されなかった水分を吸収し，消化されなかった食物の残渣（残りかす）を便にして，体外に排出するはたらきがある。▶p.129 口から摂取した食物は，約4時間で盲腸に達する。食物の残渣は，大腸に12～24時間とどまっている 資料5 。そして，大腸のぜん動運動で直腸に移動した便によって排便反射❶が起こり，口から摂取した食物は，約24～72時間後に便として排泄される。

　1日の糞便量は平均120 g程度であるが，食物繊維の多い食事では増加するなど，食事内容によって変わる。糞便の色は，主にステルコビリン❷によるもので，においはインドールや硫化水素などによる。

❶排便反射　直腸における便を送り出す収縮反射のこと。便が直腸に達すると大脳に司令が送られ，便意をもよおす。

❷ステルコビリン　腸内細菌によって，ビリルビンからつくられる。色は黄褐色である。

資料5　便の生成

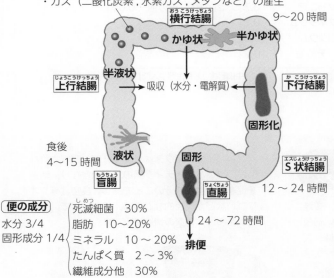

大腸菌その他の細菌の作用
・ビタミンK, ビタミンB₁₂ などの合成
・ガス（二酸化炭素 , 水素ガス , メタンなど）の産生

横行結腸　9～20 時間
かゆ状　半かゆ状
半液状
上行結腸
吸収（水分・電解質）
下行結腸
固形化
食後 4～15 時間
液状
盲腸
固形
直腸
S 状結腸
12 ～ 24 時間
24 ～ 72 時間
排便

便の成分
水分 3/4
固形成分 1/4
死滅細菌　30%
脂肪　10～20%
ミネラル　10 ～ 20%
たんぱく質　2 ～ 3%
繊維成分他　30%

林正健二「人体の構造と機能 - 解剖生理学（ナーシング・グラフィカ）」を一部改変

2. 尿の排泄

尿は腎臓でつくられ，不要な物質や老廃物は尿中に溶けて体外に排出されるが，からだに必要なたんぱく質やぶどう糖は，健康な人の尿中にはほとんど排出されないしくみになっている。1日の尿量は平均1.5 L程度であるが，摂取した水分量や発汗量によっても異なる。腎臓が尿をつくるのは，体液の恒常性維持[1]のためである。

摂取した水の大部分は，小腸と大腸で吸収される。尿中に排泄される成分は1日約60 gで，尿素や塩化ナトリウムなどが多い 資料6。尿中の主な有機物は尿素で，たんぱく質が代謝分解された時にできるアミノ酸のアミノ基に由来する。

[1]**恒常性維持** 外界の環境の変化に対応して，からだの内部を一定に保とうとすること。たとえば，暑い日に汗をかいて体温を下げようとする現象など。

資料6 1日あたりの尿中の成分（平均）

無機物(g)		有機物(g)	
塩化ナトリウム	15.0	尿素	30.0
カリウム	3.3	クレアチニン	1.0
硫酸	2.5	尿酸	0.7
リン酸	2.5	馬尿酸	0.7
アンモニア	0.7	アセトン体　その他	0.05
マグネシウム	0.1		
カルシウム	0.3		
鉄　その他	0.2		

中山昭雄「新版生理学入門」による

Column

腸内細菌叢と プロバイオティクス・プレバイオティクス

人の腸内には，多種多様な細菌が生息し，複雑な微生物生態系を構築している。これを腸内細菌叢（腸内フローラ）と呼ぶ。腸内細菌叢には，人に有益な菌（善玉菌）と有害な菌（悪玉菌）を含み，これらのバランスが健康に影響を与える。

プロバイオティクスは，腸内細菌叢を整え，有益に働く菌のことである。ビフィズス菌が含まれるヨーグルトなど，そのような食品自体をプロバイオティクスと呼ぶこともある。

プレバイオティクスは，腸で分解・吸収されないが，プロバイオティクスの栄養源となり，増殖を促進する食品成分のことである。食物繊維やオリゴ糖などが代表的なもので，結果として，腸内環境を整え，健康の増進に役立つ。

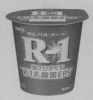
プロバイオティクスの
ヨーグルト

プロバイオティクスの
乳酸菌飲料

3. 調理と消化吸収率

栄養素の消化吸収率は，個人の栄養状態によって異なるが，食品の種類や組み合わせ，調理法によっても変わってくる 資料7 。

5 ①**でんぷん**　でんぷんを多く含む食品は，調理のしかたによって糊化度が異なる。加熱時の水分が少なかったり，加熱が不十分だったりすると，糊化度が低く消化されにくい。▶p.17

②**鉄**　肉や魚，ビタミンCを多く含むくだものは，鉄の吸収率を高め，タンニンやフィチン酸は鉄の吸収率を低下させ▶p.44　　▶p.42

10 る。▶p.44

③**カルシウム**　カルシウムは，フィチン酸やシュウ酸と結合すると溶けなくなり，吸収率が低下する。フィチン酸や▶p.42シュウ酸はゆでると溶出するので，これらを多く含むほうれんそうなどはゆでて用いたほうがよい 資料8 。

15 ④**カロテン**　カロテンは，調理法によって吸収率が変わる 資料9 。カロテンは油に溶けると吸収率が高まるので，炒めたり揚げたりすると効果的である。▶p.34

資料7 **食品の消化吸収率**

食品	たんぱく質(%)	脂肪(%)	炭水化物(%)
肉・魚・貝類	90以上	70〜80	90以上
豆類	70〜80	50〜75	−
野菜類	60〜75	50〜85	95〜99
海藻類	55〜70	15〜60	75〜90

芦田淳「栄養化学概論」による

➡豆類・野菜類・海藻類の消化吸収率が低いのは，難消化性の多糖類である食物繊維が多く，消化酵素の作用や，消化物の吸収が阻害されるためである。野菜を裏ごしして食物繊維を除くことは，消化・吸収のはたらきを高めるので，そしゃく力が低下している病人や，幼児・高齢者には適した調理法である。

資料8 **野菜のシュウ酸含量**

食品(野菜)	シュウ酸(%)
ほうれんそう	0.93
たけのこ	0.75
つる菜	1.65
わらび	1.42

岩尾裕之「栄養学雑誌」による

資料9 **調理法別のカロテンの吸収率**

食品	吸収率(%)
にんじん(おろし)	21
にんじん(ゆで)	46〜48
にんじん(甘煮)	21〜25
にんじん(生・汁)	21〜35
かぼちゃ(裏ごし)	35〜64
ほうれんそう(裏ごし)	33〜43

稲垣長典「三訂ビタミン」による

> **☑ まとめ**
>
> ●栄養素の吸収と排泄のしくみについて理解できた。……………□

第❷章 章末問題

◇確認問題【穴埋め】 次の（　　　）に適する語句や数字を書きなさい。

解答欄	

解答欄

① _____

② _____

③ _____

④ _____

⑤ _____

⑥ _____

⑦ _____

⑧ _____

⑨ _____

⑩ _____

⑪ _____

⑫ _____

⑬ _____

⑭ _____

⑮ _____

⑯ _____

⑰ _____

⑱ _____

⑲ _____

⑳ _____

㉑ _____

㉒ _____

㉓ _____

㉔ _____

㉕ _____

㉖ _____

㉗ _____

㉘ _____

㉙ _____

㉚ _____

第1節

1 食べ物を食べたいという欲望を（ ① ）という。

2 血液中の（ ② ）濃度や（ ③ ）の変化に応じて，脳の（ ④ ）にある（ ⑤ ）中枢と（ ⑥ ）中枢が満腹感や空腹感を生じさせる。また視覚や嗅覚などの（ ⑦ ）や（ ⑧ ）も食欲にかかわっている。

第2節

3 食物は，口から肛門までの約（ ⑨ ）mの消化管を通過する過程で（ ⑩ ）・（ ⑪ ）され，体内で利用できるようになる。

4 摂取された食物を口腔内で嚙みくだくことを（ ⑫ ）という。細かくなった食物はだ液と混ざり（ ⑬ ）になる。

5 口腔から咽頭，食道を通って胃へ送られることを（ ⑭ ）という。

6 胃では，食物が胃液と混ぜ合わされてかゆ状になり，胃の（ ⑮ ）によって十二指腸を介して小腸に送られる。

7 胃から十二指腸に送られた酸性の消化がゆは，すい臓から分泌される重炭酸塩によって中和され，小腸で（ ⑯ ）が働く環境が整えられる。

8 大腸では（ ⑰ ）や（ ⑱ ）が吸収され，便がつくられる。大腸内には多数の（ ⑲ ）が常在しており，消化・吸収されなかった（ ⑳ ）に働いて，大腸のエネルギー源となる短鎖脂肪酸を生成する。

第3節

9 栄養素が消化管の粘膜細胞を通って，血中やリンパ管に送られることを（ ㉑ ）という。栄養素の大部分は（ ㉒ ）で吸収される。

10 単糖やアミノ酸は門脈から（ ㉓ ）を経て，血流に乗って全身に運ばれる。脂肪酸は小腸上皮細胞内で（ ㉔ ）に再合成され，キロミクロンとして（ ㉕ ）に入る。

11 （ ㉖ ）は消化されなかった食物の残渣を便にして，体外に排出するはたらきがある。直腸に移動した便によって（ ㉗ ）が起こり，食物は食後約（ ㉘ ）時間後に便として排泄される。

12 尿は（ ㉙ ）でつくられ，不要な物質や老廃物は尿中に溶けて体外に排出される。尿がつくられるのは，体液の（ ㉚ ）維持のためである。

◇確認問題【一問一答】　次の説明に当てはまる言葉を答えなさい。

第1節

① 満腹中枢に指令を出させる情報。

② 摂食中枢に指令を出させる情報。

③ 五感のうち，視覚，嗅覚以外の３つ。

第2節

④ 消化管によるそしゃく・撹拌・移行などによる消化。

⑤ 消化液に含まれる酵素により栄養素を分解すること。

⑥ 腸内細菌が持つ酵素のはたらきにより，消化されなかった物質を分解すること。

⑦ 胃酸の分泌を促す消化管ホルモン。

⑧ 肝臓でつくられる脂肪の消化・吸収を助ける作用のある液体。

⑨ でんぷんを分解する酵素。

⑩ たんぱく質を分解する主な酵素。（２つ）

⑪ 脂肪を分解する酵素。

⑫ 小腸内部にある輪状ひだの表面に密生している突起。

第3節

⑬ 消化管内の物質の濃度が細胞内よりも高い時に，拡散・浸透などの現象によって，濃度の高いほうから低いほうへ物質が移動すること。

⑭ 消化管内の物質の濃度が低くても，エネルギーを使って細胞内に取りこむ方法。

⑮ 栄養素がどの程度消化・吸収されたかを示す値。

⑯ 外界の環境の変化に対応して，からだの内部を一定に保とうとすること。

⑰ 腸内細菌を整え，有益にはたらく菌。

解答欄

① _____

② _____

③ _____

④ _____

⑤ _____

⑥ _____

⑦ _____

⑧ _____

⑨ _____

⑩ _____

⑪ _____

⑫ _____

⑬ _____

⑭ _____

⑮ _____

⑯ _____

⑰ _____

まとめてみよう

1 満腹状態でも甘いものは食べられる（別腹）という経験はあるだろうか？　「別腹」の正体を調べ，別腹をつくらない方法を考えてみよう。

2 外食産業や食品の宣伝などで見られる食欲を増進させる工夫について調べてみよう。

3 「そしゃく」回数が増えると消化・吸収されやすくなる理由をまとめてみよう。

4 胃における食物の滞留時間について，栄養素や調理法による違いをまとめてみよう。

食や栄養に関する職業を調べてみよう

1. 栄養士・管理栄養士

（1）栄養士になるには

栄養士は，都道府県知事の免許を受けた国家資格で，主に健康な人を対象にして栄養指導や給食の運営などを行います。栄養士になるには高等学校卒業後，養成施設で最低2年間の修業が必須です。養成施設には，大学，短期大学，専門学校があり，入学後所定の単位を取得して卒業すると栄養士免許が授与されます。

（2）管理栄養士になるには

管理栄養士は，厚生労働大臣の免許を受けた国家資格です。入院患者や，幼児から高齢者までライフステージに合わせて専門的な知識と技術を持って栄養管理や指導を行います。管理栄養士になるには，管理栄養士養成課程の大学や

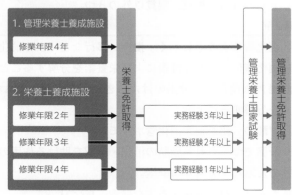

資料1 栄養士・管理栄養士になるには

日本栄養士会ホームページによる

専門学校に入学後4年間修業し，国家試験を受験します。この方法が最短ですが，他にも栄養士として実務経験を経て国家試験を受験する方法もあります。

（3）栄養士・管理栄養士として働ける職場

栄養士・管理栄養士として働ける職場やニーズは，年々広がりつつあります。以前は女性の職業というイメージが強かったのですが，現在では男女共に活躍しています。栄養士として就業可能な職場もありますが，管理栄養士のほうが活躍の場が一段と広がります。なかには，調理師の免許も取得して活躍している人もいます。

資料2 栄養士・管理栄養士の職場の例と仕事内容

職場の例	仕事の内容
①病院	医療チームの一員として医師や看護師，薬剤師などの医療職と協力して働きます。医療における栄養の専門職としての高度な知識や技術が必要になります。
②行政	都道府県・市町村，保健所・市町村保健センターなどに勤務し，地域における健康づくり政策の企画・立案や，地域住民向けの栄養相談などを担当します。
③社員食堂	社員食堂や社員寮などに勤務し，献立作成や栄養についての正しい情報の提供など，幅広い年代の人に対し，毎日の健康づくりをサポートします。
④小・中学校	学校給食の献立作成や成長期に必要な栄養価計算を行い，子どもたちに適切な給食を提供します。アレルギー食などの個別指導や食育などを担当することもあります。
⑤大学・企業などでの研究	大学・企業などの研究室に所属し，食と健康に関する研究などを行います。人々の健康に直接的，間接的に寄与する活動を行っています。
⑥福祉施設（高齢者・障がい者）	高齢者や障がいのある人を対象とした福祉施設で，一人ひとりの生活状況や身体の状況に応じた食事の提供と栄養管理を行います。施設の介護職員などと協力し，健康をサポートします。
⑦フリーランス	レシピ開発や書籍の原稿執筆，セミナーでの講義，料理教室の講師や各種コンテストの審査など多岐にわたります。ライフスタイルに合わせた活動を行っています。

参考：日本栄養士会ホームページ

2. 調理師

(1) 調理師になるには

　調理師とは，調理師の名称（めいしょう）を用いて調理の業務に従事することができる者として，都道府県知事の免許を受けた者をいいます。調理師免許がなければ，調理師の名称を用いることはできません。調理師は調理師法にもとづいた国家資格であり，調理技術をはじめ栄養や衛生など調理に関する知識を兼ね備えていることが証明された資格です。

　調理師になるには，調理師養成施設で1年以上修業するか，高校卒業後に飲食店などで2年以上の実務経験を積み調理師の国家試験を受験することが必要です。養成施設での修業が必須でないことが栄養士・管理栄養士と大きく違う点です。

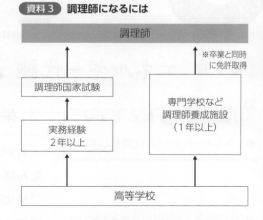

資料3　調理師になるには

```
                        調理師
          ↑                        ↑ ※卒業と同時
                                       に免許取得
  ┌──────────┐          ┌──────────────┐
  │調理師国家試験│          │専門学校など     │
  └──────────┘          │調理師養成施設    │
          ↑               │（1年以上）      │
  ┌──────────┐          └──────────────┘
  │実務経験    │                   ↑
  │2年以上    │
  └──────────┘
          ↑                        ↑
  ┌────────────────────────────────┐
  │            高等学校              │
  └────────────────────────────────┘
```

(2) 調理師の資格

　調理師には，調理師免許を取得後，一定の年数，就業を積むことで得られる免許もあります。より高度な資格であるため，実技試験が実施され，合格した者のみに与（あた）えられます。

○専門調理師

　日本，西洋，中国，麺（めん），すし，給食用特殊（とくしゅ）の6分野に特化した専門調理師という資格があります。調理師免許取得後3年が経過し，かつ，調理の業務に従事した期間が8年以上の調理師（調理師養成施設を卒業した者は6年以上）に受験資格が与えられ，調理技術技能評価試験に合格すると厚生労働大臣より専門調理師の称号が与えられます。

○ふぐ調理師（ふぐ取扱（とりあつかい）責任者）

　ふぐ条例等にもとづき都道府県知事が行うふぐ調理師の試験に合格し，免許を取得した者などに与えられる資格です。都道府県によって免許の呼称や試験内容が異なるため国家資格ではありませんが，ふぐを取り扱う際に必要な資格であるため専門性は高いといえます。

3. 食や栄養に関する職業に今後求められること

　人生100年時代を見据（みす）え，食や栄養に関する職業は今後需要（じゅよう）が高まると考えられます。人とかかわる仕事であるため，知識や経験と同時にコミュニケーション能力やICTの活用技術も必須となります。また，グローバル社会のなかで言語能力も必要となる場合もあります。食分野の仕事をめざすには，食に関する専門的な知識以外にもさまざまな能力が求められることになります。広い視野を持って高校生活を送ることが大切です。

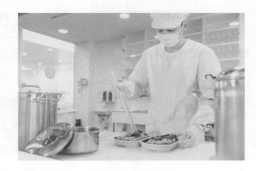

TRY
・食や栄養に関する職業には，栄養士・管理栄養士，調理師の他にどのようなものがあるでしょうか。
・自分が興味のある職業について，その職業につくための方法について調べてみましょう。

第3章 食事摂取基準と献立作成

第1節 エネルギー代謝

❶試料（食品）を完全燃焼できるボンブに入れ，燃焼した熱によって上昇した周囲の水の温度を測定する。

資料1 ボンブ熱量計

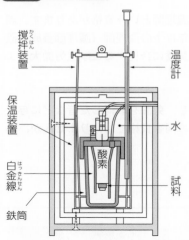

撹拌装置
温度計
保温装置
水
酸素
白金線
試料
鉄筒

❷アメリカで栄養科学の父とみなされているアトウォーター（1844-1907年）は人が発する熱は，体外で同じ糖質や脂質が燃えた時に出る熱と同じであることを実験で確認した。

1. 栄養素のエネルギー

人が**エネルギー源**として利用する栄養素は，**糖質**，**脂質**，**たんぱく質**である。このうち，糖質と脂質は，体内で完全に二酸化炭素と水に分解されるため，ボンブ熱量計を使って燃焼値（熱量）を求めることができる❶ 資料1 。この燃焼値に，人が糖質や脂質を摂取した時の消化吸収率をかけることで，体内での利用エネルギー値が得られる。

たんぱく質に含まれる窒素は，体内では完全に燃焼されずに尿素などの窒素化合物として排泄される。そこで，熱量計の測定値から，これら窒素化合物の熱量を差し引いた後，消化吸収率をかけて体内での利用エネルギー値を求める。

アトウォーター❷は，実用的な栄養素のエネルギー量として，糖質，脂質，たんぱく質の1gあたりの熱量をそれぞれ，4kcal，9kcal，4kcalと定めることを提唱した。これらの数値はエネルギー換算係数（**アトウォーター係数**）としてこんにちでも使われている。

2. 摂取エネルギーの算定

食品のエネルギー量は，食品中の3大栄養素の量を測定し，アトウォーター係数をかけて合計することで算出できる。**日本食品標準成分表（食品成分表）**では，主な食品について，日本人の消化吸収率を測定し，それによる換算係数を用いてエネルギーを算定している。1日に摂取したエネルギー量を調べるには，食べた食品の種類と量をすべて記録し，食品成分表を用いて算出する。

3. 総エネルギー消費量

1. 基礎代謝

　呼吸や血液循環，体温維持など，生命を維持するために必要な最小のエネルギー代謝を**基礎代謝**という[3]。　資料2　は安静時における各臓器のエネルギー代謝量を示したものである。骨格筋の他，肝臓，脳，心臓，腎臓なども多くのエネルギーを必要としていることがわかる。

　基礎代謝は，年齢や性別，体型や体質などの身体的な条件や気温や栄養状態によって値が変化する　資料3　。**基礎代謝量**は，筋肉質の男性のほうが女性より大きく，季節によっても異なる。しかし同一の性および年齢では，体重1kgあたりの基礎代謝量の値はほぼ一定である。この値を基礎代謝基準値といい，各個人の体重をかけることで，各個人の基礎代謝量を算定することができる　資料4　。

[3]基礎代謝量は，早朝の空腹時に快適な室内において身体的にも精神的にも安静に仰向けに寝た状態で測定する。

資料2　**安静時における臓器別エネルギー代謝量／日**

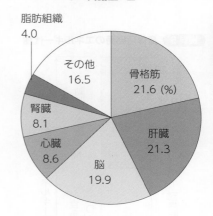

脂肪組織 4.0
その他 16.5
骨格筋 21.6 (%)
腎臓 8.1
心臓 8.6
脳 19.9
肝臓 21.3

資料3　**基礎代謝に影響を与える因子**

年齢	年齢の低い者ほど，体内の代謝が活発なため，体重1kgあたりの値が大きい。
性別	同年齢では，男性のほうが，筋肉など活発な組織が多いため，女性より値が大きい。
体型	体表面積に比例するので，背が高くて細い人のほうが，背が低く小太りの人より値が大きい。
体質	筋肉質の人は，脂肪太りや骨太の人より値が大きい。 遺伝的な体質で基礎代謝の違いがあることもわかってきた。
体温	体温の高い人ほど放熱量が多く，値が大きい。 発熱により体温が1℃上がると，基礎代謝量は約13%増加する。
気温	冬には，体温を維持するために多くの体熱を産生するため，気温の高い夏より基礎代謝量が増加する。
ホルモン	代謝を亢進させる甲状腺ホルモンは基礎代謝量を増加させる。
栄養	低栄養状態では基礎代謝量が減少する。

資料4　**性別・年齢別基礎代謝基準値と参照体重および基礎代謝量**

性別	男性			女性		
年齢（歳）	基礎代謝基準値 (kcal/kg体重／日)	参照体重 (kg)	基礎代謝量 (kcal／日)	基礎代謝基準値 (kcal/kg体重／日)	参照体重 (kg)	基礎代謝量 (kcal／日)
1〜2	61.0	11.5	700	59.7	11.0	660
3〜5	54.8	16.5	900	52.2	16.1	840
6〜7	44.3	22.2	980	41.9	21.9	920
8〜9	40.8	28.0	1,140	38.3	27.4	1,050
10〜11	37.4	35.6	1,330	34.8	36.3	1,260
12〜14	31.0	49.0	1,520	29.6	47.5	1,410
15〜17	27.0	59.7	1,610	25.3	51.9	1,310
18〜29	23.7	64.5	1,530	22.1	50.3	1,110
30〜49	22.5	68.1	1,530	21.9	53.0	1,160
50〜64	21.8	68.0	1,480	20.7	53.8	1,110
65〜74	21.6	65.0	1,400	20.7	52.1	1,080
75以上	21.5	59.6	1,280	20.7	48.8	1,010

厚生労働省「日本人の食事摂取基準（2020年版）」による

2. 食事誘発性熱産生

食物を摂取すると，栄養素の消化・吸収・代謝に伴う消費エネルギーの増加によりエネルギー代謝が高まる。このことを**食事誘発性熱産生**（**DIT**）という。DITは栄養素によって異なり，たんぱく質を摂取した時が最も大きい。日本人の日常の食事では，DITは摂取エネルギーの10%程度である。

3. 活動時代謝量と安静時代謝量

身体活動のためのエネルギー代謝を**活動代謝**という。身体活動時のエネルギー代謝の概念図を 資料5 に示す。**安静時代謝量**は静かにいすに座って休息した状態の代謝量である。座位とDITによるエネルギーはそれぞれ基礎代謝量の10%で，安静時代謝量は基礎代謝量のおよそ1.2倍とされる。活発に運動を行っている人のエネルギー消費量は大きくなるが，増加するのは**活動時代謝量**である。通常の生活をしている人では，1日の総消費エネルギーの約60%が安静時代謝量である。

身体活動の強度を示す指標には，**メッツ**（METs）がある。
Metabolic Equivalents
メッツは，身体活動時の総エネルギー消費量を安静時代謝量に対する倍率で表した数値である 資料6 。1日あたりの消費エネルギーの算定に用いられる。

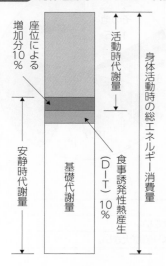

資料5 **身体活動時のエネルギー代謝**

資料6 **身体活動（生活活動と運動）のメッツ表**

メッツ	生活活動の例		
1.8	立位（会話，電話，読書），皿洗い		
2.0	ゆっくりした歩行（平地，非常に遅い＝53m/分未満，散歩または家の中），料理や食材の準備（立位，座位），洗濯		
2.2	子どもと遊ぶ（座位，軽度）		
2.3	ガーデニング（コンテナを使用する），動物の世話，ピアノの演奏		
2.5	植物への水やり，子どもの世話，仕立て作業		
2.8	ゆっくりした歩行（平地，遅い＝53m/分），子ども・動物と遊ぶ（立位，軽度）		
3.0	普通歩行（平地，67m/分，犬を連れて），電動アシスト付き自転車に乗る，子どもの世話（立位），台所の手伝い		
3.5	歩行（平地，75〜85m/分，ほどほどの速さ，散歩など），楽に自転車に乗る（8.9km/時），階段を下りる，軽い荷物運び，荷づくり，モップがけ，床磨き，風呂掃除，庭の草むしり，子どもと遊ぶ（歩く/走る，中強度），車椅子を押す		
4.0	自転車に乗る（≒16km/時未満，通勤），階段を上る（ゆっくり），動物と遊ぶ（歩く/走る，中強度），屋根の雪下ろし		
5.0	かなり速歩（平地，速く＝107m/分），動物と遊ぶ（歩く/走る，活発に）		
5.5	シャベルで土や泥をすくう		
6.0	スコップで雪かきをする	8.0	運搬（重い荷物）
8.3	荷物を上の階へ運ぶ	8.8	階段を上る（速く）

メッツ	運動の例		
2.3	ストレッチング，全身を使ったテレビゲーム（バランス運動，ヨガ）		
2.5	ヨガ，ビリヤード		
3.0	ボウリング，バレーボール，ピラティス，太極拳		
4.0	卓球，パワーヨガ，ラジオ体操第1		
4.5	テニス（ダブルス）*，水中歩行（中等度），ラジオ体操第2		
4.8	水泳（ゆっくりとした背泳）		
5.0	かなり速歩（平地，速く＝107m/分），野球，ソフトボール		
5.3	水泳（ゆっくりとした平泳ぎ），スキー，アクアビクス		
5.5	バドミントン		
6.0	ゆっくりとしたジョギング，バスケットボール，水泳（のんびり泳ぐ）		
6.5	山を登る（0〜4.1kgの荷物を持って）		
7.0	ジョギング，サッカー，スキー，スケート，ハンドボール*		
7.3	エアロビクス，テニス（シングルス）*，山を登る（約4.5〜9.0kgの荷物を持って）		
8.0	サイクリング（約20km/時）		
8.3	ランニング（134m/分），水泳（クロール，ふつうの速さ，46m/分未満），ラグビー*		
10.0	水泳（クロール，速い，69m/分）	11.0	ランニング（188m/分）

*試合の場合

厚生労働省「健康づくりのための身体活動基準2013」より一部抜粋

4. 消費エネルギー量の測定法

1. 呼気ガス分析による測定方法

　食物としてからだに取り入れた糖質, 脂質, たんぱく質は, 代謝の過程で酸素を消費し, 二酸化炭素と水と熱を産生する。
5 消費エネルギーの測定には, 発散された熱量を直接測定する方法❶(直接法)もあるが, 実用的ではない。そこで, 呼気ガスを収集し, 酸素消費量と二酸化炭素排出量を測定して, 消費熱量を算出する間接法が使われている。

　呼気中の二酸化炭素と酸素量のモル比を**呼吸商(RQ)❷**とRespiratory Quotient
10 いう。呼吸商は, 栄養素の種類によって値が異なる 資料7 。そのため, 呼吸商から, どの栄養素がエネルギーとして利用されたのかがわかる。

> エネルギー消費量(kcal)
> = 3.941 × 酸素消費量 + 1.11 × 二酸化炭素発生量(Weirの式)

2. 二重標識水法

　二重標識水法は, 人体に無害な水素と酸素の安定同位体❸が含まれた水を飲み, 約2週間, 尿中への安定同位体の排泄量を測定することで, その間のエネルギー消費量をはかる。活動の制約を受けずに測定でき, エネルギー代謝測定法とし
20 て最も正確な方法であるが, 安定同位体が高価なため, だれもが行える方法ではない。

❶ヒューマンカロリーメーター(エネルギー代謝測定室)は, 温度と湿度が管理された高気密の部屋のなかに人が入って24時間生活し, その間の熱発生量や, 酸素濃度と二酸化炭素濃度の変化を記録する装置である。呼気ガス収集のためのマスクをしなくても過ごすことができるため, 安静時, 運動時, 睡眠時のエネルギー消費量を正確に推定できる方法である。

❷呼吸商(RQ)

$$RQ = \frac{CO_2 (排出量)}{O_2 (消費量)}$$

資料7 **糖質と脂質の呼吸商と消費酸素 1Lあたりのエネルギー消費量**

	呼吸商	エネルギー消費量 (kcal)
糖質	1.0	5.047
脂質	0.7	4.686

注1：体内で燃焼してエネルギーになるのは, 主に糖質と脂質なので, たんぱく質の燃焼は無視しても大差はない。

注2：糖質と脂質では, 燃焼した時に生成する熱量が異なる。

❸**安定同位体** 自然界に存在し, 同じ元素でも重さの異なる原子。同位体には, 放射能を発する不安定同位体と常に安定な安定同位体がある。

> **Column**
>
> ### 個人の消費エネルギー量の推定
>
> 　これまで, 個人の1日の消費エネルギーを知るためには, 基礎代謝量(基礎代謝基準値×体重)を算出し, 1日の行動記録をとり, メッツから求めた時間ごとの活動量を合計して算定していた(生活活動記録法)。
> 　一方, 心拍数や加速度の大きさはエネルギー消費量と正の相関があるので, これらの数値とさまざまな身体活動時のエネルギー消費実測値との関係を示した予測式を導くことができる。加速度計のついたウェアラブル端末は, 測定値を時間ごとに記録できるため, このようなエネルギー推測式を用いて, 簡単に1日の消費エネルギーを知るこ
>
> とができる。しかし, 加速度計では, 比較的低強度の活動や, 重い物を持つ, 坂道を上り下りするなどの運動を正しく評価できない。また, 加速度計の種類によって, 推定の方法や推定の精度も大きく異なる。
> 　最近では, 心拍数も同時に記録できる端末も出てきており, より正確な個人の消費エネルギー量の測定(推定)方法が期待される。

> ✉ **まとめ**
>
> ●エネルギー代謝について理解できた。　□

第2節 食事摂取基準

ねらい

●日本人の食事摂取基準について理解しよう。

Column

「健康な人」とはどんな人?

食事摂取基準でいう「健康な人」は,「歩行や家事などの身体活動を行っている人」で,「体格が標準より著しくはずれていない人」である。

病気を持っていて,治療を目的とする場合は,食事摂取基準の考え方を理解したうえで,その病気に関連する治療ガイドラインなどの栄養管理指針を参考にする。

❶生活習慣病　心筋梗塞,脳卒中,糖尿病など。

1. 日本人の食事摂取基準（2020年版）

日本人の食事摂取基準は,健康な人（個人または集団）を対象として,（1）健康の保持・増進,（2）生活習慣病❶の予防,（3）高齢者の低栄養予防のために参照する摂取量（エネルギーと栄養素）の基準である。

エネルギーの指標は,エネルギー摂取の過剰と不足の回避を目的としている。また,**栄養素**の指標は,3つの目的からなる5つの指標で構成される 資料1 。

資料1　栄養素の指標：3つの目的からなる5つの指標

1. 摂取不足の回避を目的とする指標
①**推定平均必要量**（50%の人が必要量を満たすと推定される摂取量）
②**推奨量**（ほとんどの人が必要量を満たすと推定される摂取量）
③**目安量**（ある一定の栄養状態を維持するのに十分な摂取量。十分な科学的根拠が得られず,推定平均必要量が算定できない場合）
2. 過剰摂取による健康障害の回避を目的とする指標
④**耐容上限量**（過剰摂取による健康障害のリスクが高まると推定される摂取量）
3. 生活習慣病の発症予防を目的とする指標
⑤**目標量**

Column

「目標量」が概念図にないのはなぜ?

目標量は生活習慣病のリスクや関連する検査値が低くなると推定される摂取量の指標である。現在の日本人が当面の目標とすべき摂取量として算定されている。「不足」「過剰」という概念からつくられた指標ではないため, 資料2 に示すことができない。

資料2　栄養素の指標を理解するための概念図

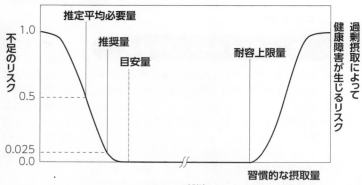

➡各指標を理解するための概念図である。横軸は習慣的な摂取量を示している。縦軸は個人の場合は不足または過剰によって健康障害が生じる確率を,集団の場合は不足状態にある人または過剰によって健康障害を生じる人の割合を示している。

厚生労働省「日本人の食事摂取基準（2020年版）」による

2. エネルギー

1. エネルギー出納バランス

　エネルギー出納バランスは，「エネルギー摂取量－エネルギー消費量」として定義される。成人では短期的なエネルギー出納バランスの結果が体重の変化として表れる 資料3 。エネルギー出納バランスの指標として，成人では**BMI**が，乳児・小児では日本人の身長・体重の分布曲線（**成長曲線**）が用いられる。▶p.140 成人が目標とするBMIの範囲は，総死亡率などを総合的に判断して設定されている 資料4 。

2. 推定エネルギー必要量

　エネルギー必要量は，WHOの定義に従い，「長期間に良好な健康状態を維持する身体活動レベル❷ 資料5 の時，エネルギー消費量との均衡がとれるエネルギー摂取量」と定義されている❸。

　しかし，エネルギー必要量には，性，年齢階級，身体活動レベルの他，大きな個人間差が存在するために，「適正」なエネルギー必要量を単一の値として示すことは困難である。そのため，「**日本人の食事摂取基準（2020年版）**」では，参考資料として，**推定エネルギー必要量**❹が示されている❺。また，エネルギー摂取量および消費量のバランスの維持を示す指標として，BMIが採用されている。

資料5 **身体活動レベル別に見た活動内容と活動時間の代表例（成人）**

身体活動レベル	低い（Ⅰ）	ふつう（Ⅱ）	高い（Ⅲ）
代表値（範囲）	1.50（1.40～1.60）	1.75（1.60～1.90）	2.00（1.90～2.20）
日常生活の内容	生活の大部分が座位で，静的な活動が中心の場合	座位中心の仕事だが，職場内での移動や立位での作業・接客など，通勤・買い物での歩行，家事，軽いスポーツのいずれかを含む場合	移動や立位の多い仕事への従事者，あるいは，スポーツなど余暇における活発な運動習慣を持っている場合
中程度の強度（3.0～5.9メッツ）の身体活動の1日あたりの合計時間（時間／日）	1.65	2.06	2.53
仕事での1日あたりの合計歩行時間（時間／日）	0.25	0.54	1.00

資料3 **エネルギー出納バランスと体重の変化（成人）**

エネルギー	体重
摂取量＞消費量	増える
摂取量＝消費量	変わらない
摂取量＜消費量	減る

資料4 **目標とするBMIの範囲（成人）**

年齢（歳）	目標とするBMI（kg/m²）
18～49	18.5～24.9
50～64	20.0～24.9
65～74	21.5～24.9
75以上	21.5～24.9

➡総死亡率（死因を問わない死亡率）が最低となるBMI，日本人のBMIの現状，生活習慣病の発症予防，高齢者のフレイルの発症予防などを総合的に判断して設定されている。

❷成人の身体活動レベル（3区分）と各区分の活動内容・活動時間の代表例を 資料5 に示す。小児（6歳以上）も3区分で設定され，15～17歳は低い1.55，ふつう1.75，高い1.95である。75歳以上の高齢者は外出できない者（低い1.40），自立している者（ふつう1.65）の2区分で設定される。

❸小児，妊婦，授乳婦では，成長，正常な分娩，母乳分泌に見合ったエネルギー量を含む。

❹推定エネルギー必要量　成人の推定エネルギー必要量は次式で計算される。
推定エネルギー必要量（kcal/日）
＝基礎代謝量（kcal/日）×身体活動レベル
　身体活動レベルがふつうの15～17歳男子の参考値は2,800kcal，女子は2,300kcalである。

❺活用時には食事摂取状況をアセスメントし，体重の変化やBMIを評価する必要がある。

❶窒素出納法　食物中の窒素は主としてたんぱく質に由来する。窒素の摂取量と尿・糞便中の排泄量との差である窒素出納がゼロとなる時のたんぱく質摂取量を求める方法。

❷たんぱく質の利用効率　窒素出納法には良質な動物性たんぱく質が用いられるため，利用効率は100％と見積もられるが，日常生活で食べるたんぱく質の利用効率は，成人90％，1〜17歳70〜85％と見積もられている。

❸フレイル　加齢に伴うさまざまな機能低下を基盤として，種々の健康障害に対する脆弱性が増加している状態。

❹サルコペニア　加齢や疾患により，筋肉量が減少した状態。全身の筋力低下により，歩くスピードが遅くなる，杖や手すりが必要になるなど，身体機能の低下が起こる。

❺エネルギー比率　エネルギー産生栄養素（たんぱく質，脂質，炭水化物）によるエネルギー摂取量が総エネルギー摂取量に占める割合。単位：％エネルギー［％E］

3. たんぱく質の食事摂取基準

　たんぱく質は体内で合成できないため，必ず摂取しなければならない（必須栄養素）。たんぱく質の食事摂取基準として，欠乏の回避のための推定平均必要量，推奨量，目安量（乳児のみ）と，生活習慣病予防のための目標量が定められている　資料6。

資料6　たんぱく質の食事摂取基準

	男性			女性		
	推定平均必要量(g/日)	推奨量(g/日)	目標量(%E)	推定平均必要量*(g/日)	推奨量*(g/日)	目標量**(%E)
15〜17歳	50	65	13〜20	45	55	13〜20
18〜29歳	50	65	13〜20	45	55	13〜20

＊妊婦，授乳婦には付加量が加わる。
＊＊妊婦（後期）および授乳婦は15〜20％E。

1. 欠乏の回避

　たんぱく質の必要量は，窒素出納法❶で得られたたんぱく質維持必要量（0.66g/kg体重/日）と利用効率❷を用いて定められている。1〜17歳では，さらに，成長に伴う体たんぱく質の増加分（体たんぱく質蓄積量）が付加される。

　乳児（0〜11か月）には窒素出納法は用いられない。健康な乳児が健康な授乳婦から摂取する母乳は，乳児が健全に発育するために必要なたんぱく質を十分に含んでいると考えられる。そこで乳児には，母乳と離乳食（6か月以上）によるたんぱく質摂取量にもとづいて，目安量が定められている。妊婦には，妊娠期の体たんぱく質蓄積量をもとに，妊娠初期・中期・後期に分けて付加量が定められている。

2. 生活習慣病などの予防

　たんぱく質の摂取不足が最も影響すると考えられる疾患は，高齢者のフレイル❸およびサルコペニア❹である。これらの発症予防を目的とした場合，高齢者（65歳以上）では，少なくとも1日に1.0g/kg体重以上のたんぱく質を摂取することが望まれる。小児，成人，高齢者は，生活習慣病予防のために，推奨量を満たしたうえで，目標量（たんぱく質エネルギー比率❺の範囲）を満たすとよい。

4. 脂質の食事摂取基準

脂質はエネルギーの主要な供給源である。糖質やたんぱく質と比べて1gあたりのエネルギー量が高いため，少量で効率よくエネルギーを摂取できる。脂溶性ビタミン（A・D・E・K）やカロテノイドの吸収を助ける。栄養学的に重要な脂質として**脂肪酸**があり，資料7のように分類される。

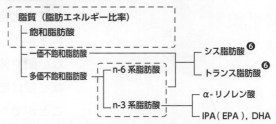

資料7 脂質（脂肪酸）の分類

注：点線で囲まれた4項目について基準を策定。

1. 生活習慣病などの予防

脂質の食事摂取基準は，**エネルギー産生栄養素**であるたんぱく質や炭水化物の摂取量を考慮して，**脂肪エネルギー比率の範囲**が**目標量**として定められている。**飽和脂肪酸**は，そのとりすぎが高LDLコレステロール血症と関連し，動脈硬化性疾患[7]などのリスクを高めるため，**飽和脂肪酸エネルギー比率**の上限が**目標量**として定められている 資料8 。

コレステロールは，脂肪酸とは構造が異なるが，食品中ではその大半が脂肪のなかに存在する。コレステロールは体内で合成され，食事から摂取されるコレステロールが多いと体内で合成されるコレステロールは減り，逆に少ないと増える。コレステロールの過剰摂取は動脈硬化性疾患のリスクを高めると考えられている。上限を決めるための根拠が十分ではないため，食事摂取基準は設定されていないが，動脈硬化性疾患予防のためには，過剰摂取を控えることが望ましい。

2. 欠乏の回避

n－6系脂肪酸，**n-3系脂肪酸**は体内で合成されず，欠乏すると皮膚炎などの欠乏症を起こすため，**欠乏症予防**のための**目安量**が定められている 資料8 。

[6]不飽和脂肪酸の炭素（C）の二重結合の周りの構造について，水素（H）が同じ側にある場合をシス型，反対側にある場合をトランス型という。トランス脂肪酸は，マーガリンやショートニング，それらを原料に使ったパンやケーキなどに含まれている。トランス脂肪酸のとりすぎは，健康に影響することがあり，摂取量をできるだけ少なくすることが望ましい。（▶ p.22 Column）

[7]動脈硬化性疾患 動脈硬化により血管の狭窄・閉塞を引き起こす疾患。心筋梗塞，狭心症，脳梗塞など。

資料8 脂質の食事摂取基準

	脂質		飽和脂肪酸		n-6系脂肪酸		n-3系脂肪酸	
	男性	女性	男性	女性	男性	女性	男性	女性
	目標量（%E）		目標量（%E）		目安量（g/日）		目安量（g/日）	
15～17歳	20～30	20～30	8以下	8以下	13	9	2.1	1.6
18～29歳	20～30	20～30	7以下	7以下	11	8	2.0	1.6

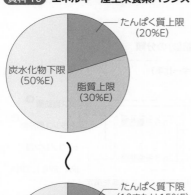

資料10 エネルギー産生栄養素バランス

（上図）
たんぱく質上限（20%E）
炭水化物下限（50%E）
脂質上限（30%E）

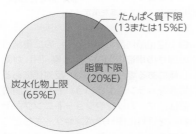

（下図）
たんぱく質下限（13または15%E）
炭水化物上限（65%E）
脂質下限（20%E）

Column

食物繊維はエネルギー源となる？

　炭水化物1gは約4kcalのエネルギーを産生する。食物繊維も腸内細菌による発酵分解によって1gあたり0〜2kcalのエネルギーを産生する。しかし，炭水化物に占める食物繊維の割合（重量）はわずかであるため，食物繊維に由来するエネルギーは食事摂取基準の活用上無視できると考えられている。

❶目標量の算定に用いられた多くの研究は通常の食品に由来する食物繊維について報告しているため，サプリメントとして摂取した食物繊維が同等に有用であるかどうかは保証されていない。

❷アルコールのエネルギー換算係数：7kcal/g

---

5. 炭水化物の食事摂取基準 資料9

1. 炭水化物と食物繊維

　炭水化物はエネルギーの供給源として重要である。通常はエネルギー源として，**ぶどう糖（グルコース）** しか利用できない脳や神経組織などにぶどう糖を供給する。しかし，肝臓は必要に応じて糖新生を行い，血液中にぶどう糖を供給することができるため，炭水化物は必須栄養素ではない。
▶p.15

　食事摂取基準では易消化性炭水化物を**糖質**，難消化性炭水化物を**食物繊維**と呼ぶ。

2. 生活習慣病などの予防

　エネルギー産生栄養素のなかで，たんぱく質，脂質は欠乏の回避のための基準が定められている。このため，まずたんぱく質と脂質の量を割り当て，その残りが**炭水化物（アルコールを含む）** に割り当てられている 資料10 。ただし，**エネルギー産生栄養素バランス**の範囲は明確な境界を示すものではなく，概ねの値を示すものであることに注意が必要である。

　食物繊維はエネルギー源としての役割はない Column が，多くの疫学研究によって，その摂取不足が**生活習慣病**の発症に関連することが報告されている。現段階では，極端でない範囲でできるだけ多めに摂取することが望ましいと考えられている。そこで，現在の日本人の摂取状況などを考慮して，3歳以上の者に**目標量**が設定されている❶。
▶p.72

　アルコールはエネルギーを産生❷し，エネルギー産生栄養素バランスでは炭水化物に含められている。飲酒による発がんリスクの上昇などを考慮すると，10g/日をこえるアルコール（**エタノール**）の摂取は健康障害のリスクになるといえる。アルコールは人にとって必須の栄養素ではないため基準は示されず，過剰摂取に対する注意喚起を行うにとどめられている。

資料9 炭水化物の食事摂取基準

	炭水化物		食物繊維	
	男性	女性	男性	女性
	目標量（%E）	目標量（%E）	目標量（g/日）	目標量（g/日）
15〜17歳	50〜65	50〜65	19以上	18以上
18〜29歳	50〜65	50〜65	21以上	18以上

6. ビタミンの食事摂取基準

1. 脂溶性ビタミン

　ビタミン**A**には**推奨量** 資料11 が，ビタミン**D・E・K**には**目安量**が定められている。

5　肝臓のビタミンAの貯蔵量を一定に維持するために必要なビタミンA摂取量をもとにして，体重1kgあたりのレチノール活性当量（RAE）[3]9.3μg/日が算出された。RAEに各年齢階級の基準体重をかけて推定平均必要量を求め，個人間変動を考慮して推奨量が求められた。ビタミンAを過剰に摂取すると肝臓の障害が起こるため，**耐容上限量**も定められた。

10　ビタミン**D**は，科学的根拠が不足しているために推奨量を定めることができない。そこで，アメリカ・カナダの食事摂取基準[4]，日照による合成量の推定値，食事から摂取することが可能な量などを総合的に考え，**目安量**が定められた 資料12 。高カルシウム血症を防ぐため**耐容上限量**も定めら
15　れた。

資料11 ビタミンAの摂取量と推奨量

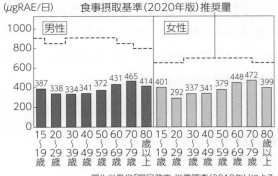

（μgRAE/日）　　食事摂取基準（2020年版）推奨量

男性: 387 338 334 341 372 431 465 414
女性: 401 292 337 341 379 448 472 399
（15〜19歳 20〜29歳 30〜39歳 40〜49歳 50〜59歳 60〜69歳 70〜79歳 80歳以上）
厚生労働省「国民健康・栄養調査（2019年）」による

資料12 ビタミンDの摂取量と目安量

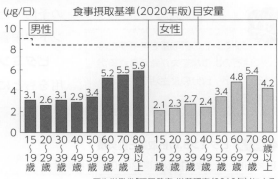

（μg/日）　　食事摂取基準（2020年版）目安量

男性: 3.1 2.6 3.1 2.9 3.4 5.2 5.5 5.9
女性: 2.1 2.3 2.7 2.4 3.4 4.8 5.4 4.2
（15〜19歳 20〜29歳 30〜39歳 40〜49歳 50〜59歳 60〜69歳 70〜79歳 80歳以上）
厚生労働省「国民健康・栄養調査（2019年）」による

　現在，日本人に**ビタミンE**の不足は特に見られない。そこで，日本人の現在のα-トコフェロール摂取量[5]をもとに**目安量**が定められた。サプリメントからの過剰摂取を防ぐため
20　に，**耐容上限量**も定められた。

　ビタミンKは納豆に多く含まれるため，納豆を習慣的に食べる人と食べない人のビタミンK摂取量の差が大きい。納豆を食べない人でもビタミンKは不足していないことから，納豆を食べない人のビタミンK摂取量をもとに**目安量**が定めら
25　れた。

---

[3]**レチノール活性当量（RAE）**　食品中にはビタミンAとプロビタミンAが含まれるため，ビタミンAの食事摂取基準は，レチノール活性当量（RAE）で表した。
レチノール活性当量（μg RAE）
＝レチノール（μg）＋β-カロテン（μg）× 1/12 ＋ α-カロテン（μg）× 1/24 ＋ β-クリプトキサンチン（μg）× 1/24 ＋ その他のプロビタミンAカロテノイド（μg）× 1/24

[4]**アメリカ・カナダの食事摂取基準**　特に白人では日照によって皮膚がんの発症リスクが高まるために，日照の影響を考慮せずに推奨量15μgとしている。一方，日本では日照による合成を前提として，目安量 8.5μgとしている。

TRY
ビタミンDの摂取量を増やすためにはどのような工夫が考えられるだろうか？　自分の食生活を振り返って考えよう。

[5]**α-トコフェロール摂取量**　トコフェロールにはα，β，γ，δの4種類がある。以前は，それぞれのトコフェロール含量から算出する「α-トコフェロール当量」が食事摂取基準で用いられていた。しかし，α-トコフェロール以外のトコフェロールは体内にとどまりにくいため，日本人の食事摂取基準2005年版よりα-トコフェロールのみの摂取量で食事摂取基準を示している。

2. 水溶性ビタミン

ビタミン B$_1$ とビタミン B$_2$ を必要量をこえて摂取すると，余分なビタミン B$_1$・B$_2$ は尿中に排泄される。そこで，ビタミン B$_1$・B$_2$ の尿中排泄量が急に増え始める時の摂取量をもとにそれぞれの**推奨量**が定められた 資料13 。**ナイアシン**は，欠乏症であるペラグラの発症を予防できる摂取量をもとにして**推奨量**が定められた。ビタミン B$_1$・B$_2$，ナイアシンはいずれもエネルギー代謝に必要であるため，エネルギー摂取量を考慮❶した。また，ナイアシンはトリプトファンから体内で少量つくられるため，ナイアシンの推奨量はナイアシン当量❷で示された。

ビタミン B$_6$ は，欠乏症である神経障害を予防できる摂取量をもとに，１日あたりのたんぱく質推奨量を考慮して**推奨量**が定められた。

ビタミン B$_{12}$ は，欠乏症である悪性貧血の患者にビタミン B$_{12}$ を投与した時の改善効果をもとに**推奨量**が定められた。 ▶p.38

葉酸は，血液中の葉酸濃度を適切に保つのに必要な摂取量をもとに**推奨量**が定められた。また，胎児の神経管閉鎖障害の予防のために，妊娠の予定や可能性のある女性にサプリメントや栄養補助食品からの**付加量**が加えられた。 ▶p.38

ビタミン C は，心臓血管疾患に対する予防効果と抗酸化作用をもとにして**推奨量**が定められた 資料14 。

❶**エネルギー摂取量の考慮** ビタミン B$_1$・B$_2$，ナイアシンは，いずれもエネルギー代謝に必要であるため，エネルギー摂取量が多いほどこれらのビタミンの必要量も増える。そのため，エネルギー摂取量1,000kcal あたりのビタミン必要量に，身体活動レベルⅡの推定エネルギー必要量（▶p.73）を乗じて推定平均必要量を求め，さらに個人間変動を考慮してそれぞれの推奨量を求めた。

❷**ナイアシン当量（NE）**
ナイアシン当量(mgNE) ＝ ナイアシン(mg) ＋ トリプトファン(mg) × 1/60

TRY
ビタミン C の摂取量を増やすためにはどのような工夫が考えられるだろうか？　自分の食生活を振り返って考えよう。

資料13 **ビタミン B$_1$ の摂取量と推奨量**

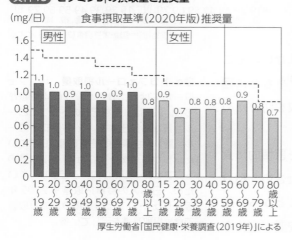

(mg/日)　　　食事摂取基準(2020年版)推奨量
厚生労働省「国民健康・栄養調査(2019年)」による

資料14 **ビタミン C の摂取量と推奨量**

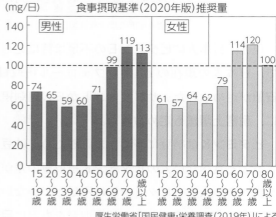

(mg/日)　　　食事摂取基準(2020年版)推奨量
厚生労働省「国民健康・栄養調査(2019年)」による

7. ミネラルの食事摂取基準

1. 多量ミネラル

　世界保健機関（WHO）は，高血圧症や脳血管疾患の予防の観点から，**ナトリウム**の成人の食塩摂取量は5g未満/日が望ましいとしている。しかし，日本人の食塩摂取量は多く，5g未満にすることは難しい。そこで，5gと実際の摂取量の中間値をもとにして**目標量**が定められた 資料15 。

　また，WHOでは成人の**カリウム**摂取量は3,510mg以上/日が望ましいとしているが，日本人のカリウム摂取量は2,000mg前後である。そこで，3,510mgと実際の摂取量の中間値をもとにして**目標量**が定められた。

　カルシウムは，体内蓄積量，尿中排泄量，吸収率などから，適切な量の骨量を維持するために必要なカルシウム摂取量を算出して**推奨量**が定められた。

2. 微量ミネラル

　鉄は，体内蓄積量，損失量，吸収率などをもとに**推奨量**が定められた。女性では月経血への鉄損失量を考慮して，月経なしとありの推奨量がそれぞれ設定された。

　亜鉛の**推奨量**は，アメリカ・カナダの食事摂取基準を参考にして定められた。

　ヨウ素の**推奨量**は，甲状腺へのヨウ素の蓄積量から定められた。

資料15 **食塩の摂取量(平均値)と目標量**

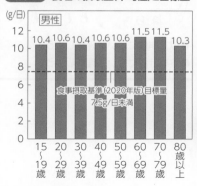

資料15 食塩の摂取量(平均値)と目標量

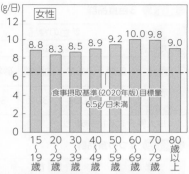

厚生労働省「国民健康・栄養調査(2019年)」による

TRY
食塩の摂取量を減らすためにはどのような工夫が考えられるだろうか？　自分の食生活を振り返って考えよう。

Column

学校給食摂取基準

　児童・生徒が食べる学校給食は，学校給食摂取基準（文部科学省）により学校給食1食分の栄養素量の基準が定められている 資料16 。

☑ まとめ
●日本人の食事摂取基準について理解できた。 ………………………□

資料16 **学校給食摂取基準(2021年改訂)**

区分	基準値			
	児童(6歳〜7歳)の場合	児童(8歳〜9歳)の場合	児童(10歳〜11歳)の場合	生徒(12歳〜14歳)の場合
エネルギー(kcal)	530	650	780	830
たんぱく質(%)	学校給食による摂取エネルギー全体の13〜20%			
脂質(%)	学校給食による摂取エネルギー全体の20〜30%			
ナトリウム(g)(食塩相当量)	1.5未満	2未満	2未満	2.5未満
カルシウム(mg)	290	350	360	450
マグネシウム(mg)	40	50	70	120
鉄(mg)	2	3	3.5	4.5
ビタミンA(μgRAE)	160	200	240	300
ビタミンB₁(mg)	0.3	0.4	0.5	0.5
ビタミンB₂(mg)	0.4	0.4	0.5	0.6
ビタミンC(mg)	20	25	30	35
食物繊維(g)	4以上	4.5以上	5以上	7以上

第 3 節　食事計画

ねらい

●献立作成について理解しよう。
●食事計画について理解しよう。

1. 食品群別摂取量のめやす

　食品群は，食品を栄養的な特徴によって分類したものである。栄養バランスのよい献立作成や食生活の評価に利用される。3色食品群 資料1 ，4つの食品群 資料2 ，6つの基礎食品 資料3 などがあり，それぞれに1日あたりの望ましい摂取量である**食品群別摂取量のめやす** 資料4 も考案されている。

資料1　**3色食品群**

群	黄色の食品				緑の食品				赤の食品			
はたらき	働く力になる				からだの調子を整える				血や肉になる			
食品	穀類	いも類	油脂類	砂糖類	緑黄色野菜	その他の野菜	海藻類	くだもの	肉類，魚や貝類など	豆，大豆製品	卵類	乳，乳製品
摂取量のめやす	300g	100g	30g	30g	150g	300g	5g	200g	120g	80g	50g	225g

注：成人男子1人1日あたり　　　　　　　　　　　　　　　　　　一般社団法人　栄養改善普及会による

資料2　**4つの食品群**

群	第1群		第2群		第3群			第4群		
はたらき	不足しがちな栄養素を補って栄養を完全にする		血や肉をつくる		からだの調子をよくする			力や体温となる		
食品	乳，乳製品	卵	魚介，肉	豆，豆製品	野菜	いも	くだもの	穀類	油脂	砂糖

注：食品群別摂取量のめやすは資料4（p.81）　　　　　　　　　　　　　　　　女子栄養大学による

資料3　**6つの基礎食品**

群		1群		2群		3群		4群		5群		6群	
はたらき		血液や筋肉などをつくる		骨・歯をつくるからだの各機能を調節する		皮膚や粘膜を保護するからだの各機能を調節する		からだの各機能を調節する		エネルギー源となる		効率的なエネルギー源となる	
食品		卵，魚，肉，豆・豆製品		牛乳・乳製品，骨ごと食べる魚，海藻		緑黄色野菜		その他の野菜，くだもの，きのこ		穀類，いも，砂糖		油脂，種実	
摂取量のめやす	年齢（歳）/性	男	女	男	女	男	女	男	女	男	女	男	女
	15～17	350	300	400	400	100	100	400	400	750	600	30	20
	18～29	330	300	300	300	100	100	450	450	700	600	25	20

注：1人1日あたりの重量（g）

①1群は，卵1個（50g）をとり，残りを魚類：肉類：豆・豆製品類＝1：1：1の割合でとる。肉は脂身の少ない部位を適宜取り入れることが望ましい。

②2群は，これまでの牛乳を基準としたカルシウム量での換算ではなく，食品重量とする。海藻類を20g（戻し後の重量）とる。牛乳・乳製品は，低脂肪のものを適宜取り入れることが望ましい。しらす干しやそのまま食べる煮干しなど，骨ごと食べる魚をとる習慣をもつことが望ましい。

③4群は，果物類を6～17歳は150g，18歳以上は200gとる。きのこ類を20gとる。漬物を含む。

④5群はいも類を50g，砂糖類を20g含む。穀類は調理後の重量とする。白飯の1/4程度を玄米飯に置き換えるのが望ましい。

⑤1日に摂取する食品の種類は25～30種類とする。

大石ら「改訂六つの食品群別摂取量のめやす」（2020）による

食品群	第1群				第2群				第3群						第4群					
	乳・乳製品		卵		魚介・肉		豆・豆製品		野菜		いも		くだもの		穀類		油脂		砂糖	
年齢(歳)/性	男	女	男	女	男	女	男	女	男	女	男	女	男	女	男	女	男	女	男	女
身体活動レベルⅠ(低い) 6～7	250	250	30	30	80	80	60	60	270	270	50	50	120	120	200	170	10	10	5	5
8～9	300	300	55	55	100	80	70	70	300	300	60	60	150	150	230	200	10	10	10	10
10～11	320	320	55	55	100	100	80	80	350	300	100	100	150	150	300	270	15	15	10	10
12～14	380	380	55	55	100	120	80	80	350	350	100	100	150	150	360	310	20	20	10	10
15～17	320	320	55	55	150	120	80	80	350	350	100	100	150	150	420	300	25	20	10	10
18～29	300	250	55	55	180	100	80	80	350	350	100	100	150	150	370	240	20	15	10	10
30～49	250	250	55	55	150	100	80	80	350	350	100	100	150	150	370	250	20	15	10	10
50～64	250	250	55	55	150	100	80	80	350	350	100	100	150	150	360	230	20	15	10	10
65～74	250	250	55	55	120	100	80	80	350	350	100	100	150	150	340	200	15	15	10	10
75以上	250	200	55	55	120	80	80	80	350	350	100	100	150	150	270	190	15	10	10	5
妊婦初期		250		55		100		80		350		100		150		260		15		10
妊婦中期		250		55		120		80		350		100		150		310		15		10
妊婦後期		250		55		150		80		350		100		150		360		20		10
授乳婦		250		55		120		80		350		100		150		330		20		10
身体活動レベルⅡ(ふつう) 1～2	250	250	30	30	50	50	40	40	180	180	50	50	100	100	120	110	5	5	3	3
3～5	250	250	30	30	60	60	60	60	240	240	50	50	120	120	190	170	10	10	5	5
6～7	250	250	55	55	60	60	60	60	270	270	60	60	120	120	230	200	10	10	10	10
8～9	300	300	55	55	120	80	80	80	300	300	60	60	150	150	270	240	15	15	10	10
10～11	320	320	55	55	150	100	80	80	350	350	100	100	150	150	350	320	20	20	10	10
12～14	380	380	55	55	170	120	80	80	350	350	100	100	150	150	430	390	25	25	10	10
15～17	320	320	55	55	200	120	80	80	350	350	100	100	150	150	480	380	30	30	10	10
18～29	300	250	55	55	180	120	80	80	350	350	100	100	150	150	440	320	30	30	10	10
30～49	250	250	55	55	180	120	80	80	350	350	100	100	150	150	450	330	30	30	10	10
50～64	250	250	55	55	180	120	80	80	350	350	100	100	150	150	440	300	25	25	10	10
65～74	250	250	55	55	170	120	80	80	350	350	100	100	150	150	400	280	20	20	10	10
75以上	250	250	55	55	150	100	80	80	350	350	100	100	150	150	340	230	15	15	10	10
妊婦初期		250		55		120		80		350		100		150		340		15		10
妊婦中期		250		55		150		80		350		100		150		360		20		10
妊婦後期		250		55		180		80		350		100		150		420		25		10
授乳婦		320		55		180		80		350		100		150		380		20		10
身体活動レベルⅢ(高い) 6～7	250	250	55	55	100	100	60	60	270	270	60	60	120	120	290	260	10	10	10	10
8～9	300	300	55	55	140	100	80	80	300	300	60	60	150	150	320	290	20	15	10	10
10～11	320	320	55	55	160	130	80	80	350	350	100	100	150	150	420	380	20	20	10	10
12～14	380	380	55	55	200	170	80	80	350	350	100	100	150	150	510	450	25	25	10	10
15～17	380	320	55	55	200	170	120	80	350	350	100	100	150	150	550	430	30	30	10	10
18～29	380	300	55	55	200	150	120	80	350	350	100	100	150	150	530	390	30	30	10	10
30～49	380	250	55	55	200	150	120	80	350	350	100	100	150	150	530	390	30	30	10	10
50～64	320	250	55	55	200	150	120	80	350	350	100	100	150	150	530	360	30	25	10	10
65～74	320	250	55	55	200	130	80	80	350	350	100	100	150	150	480	340	25	15	10	10
授乳婦		320		55		170		80		350		100		150		470		25		10

注1）野菜はきのこ，海藻を含む。また，野菜の1／3以上は緑黄色野菜でとることとする。
注2）エネルギー量は，「日本人の食事摂取基準（2020年版）」の参考表・推定エネルギー必要量の93～97％の割合で構成してある。各人の必要に応じて適宜調整すること。
注3）食品構成は「日本食品標準成分表2020年版（八訂）」で計算。

香川明夫監修

2. 献立作成と食事計画

1. 献立の作成

献立を作成する際は，年齢，性別，身体活動量，健康状態などを考慮して，食品群別摂取量のめやすを参考に，1日分の食事が栄養バランスがよいものになるように工夫する❶。 5
家族の献立を一緒に作成する場合は，まず1人分の献立を作成し，これをもとに家族それぞれの年齢や健康状態などに応じて量や料理内容を調整する。また，献立作成にあたっては，栄養以外にも食の好み，食材の旬や価格，調理手順や時間などを考慮する。食事メニューの提案や栄養素量，調理方法などがわかるWebサービスやアプリを利用してもよい。さらに，食品ロス 資料5 を減らすために食材の大量購入は避け，
▶p.150
調理で残った食材や食べ残した料理などは，適切に保存して翌日以降の献立にいかすようにする。数日分の献立をまとめて作成すると，不足する栄養素を翌日に多めにとるなどの調 15
整ができるうえに，計画的な食材購入ができて節約にもなる。

2. 食事計画

食の外部化 Column が進むなかで，家庭で調理したものを食
▶p.149
べる内食が減り，飲食店での食事（**外食**）や持ち帰って食べる弁当や惣菜の利用，料理の宅配サービスなど（**中食**）が増 20
えている 資料6 。そのため，外食や中食の利用を前提とした食事計画が求められる。飲食店の料理やスーパーマーケットの惣菜などの特徴を理解し，栄養上望ましい料理を選択したり，不足する栄養素を他の食品で補ったりする能力を養うことが重要である。 25

❶**食品群別摂取量のめやすを利用した献立作成** 摂取量のめやすは食品の正味の摂取量を表している。献立作成に利用する際は廃棄率を考慮しなければならない。

資料5 食品ロス削減国民運動ロゴマーク「ろすのん」

食べものに，
もったいないを，
もういちど。
NO-FOODLOSS PROJECT

Column

食の外部化

第一次産業の就業者が多い時代には，1日3回の食事を家庭で食べる人も多かった。しかし，現在は，家族全員が仕事や学校のためにほぼ毎日外出するという世帯が多く，家庭での調理の機会が減った。産業構造の変化や家庭機能の外部化が進み，昼食は飲食店での食事やコンビニエンスストアでの弁当などの購入，夕食のおかずはデパートの食料品売り場やスーパーマーケットの惣菜ということもすでに一般的である。また，2020年以降は新型コロナウイルス感染拡大の影響で，冷凍食品の利用，料理の宅配サービス，定期的な配食サービスの利用などが増大した。このように食の外部化が進むなかで，便利なサービスを活用しながら自分にとって望ましい食生活を実践する能力が求められる。

資料6 20〜50代の外食と中食の利用率（週1回以上）

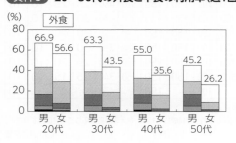

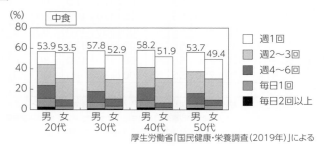

厚生労働省「国民健康・栄養調査（2019年）」による

3. 青少年期の献立例

資料7 ～ 資料9 は，４つの食品群における食品群別摂取量のめやすを用いた献立例である。

資料7　15～17歳の1日分の献立例A

４つの食品群別摂取量のめやすによる献立例（高校生　１人１日あたり，身体活動レベルⅡ（ふつう）の場合）　　　　（g）

献立	料理名	食品	第1群 乳・乳製品	卵	第2群 魚介・肉	豆・豆製品	第3群 野菜	いも	くだもの	第4群 穀類	油脂	砂糖	その他
朝食	納豆丼	胚芽米								105			こいくちしょうゆ 6g
		納豆				50							
		オクラ					24						
		モロヘイヤ					20						
		ながいも						20					
		みょうが					10						
		ミニトマト					20						
		削り昆布					2						
	かぼちゃの チーズ焼き	かぼちゃ					40						こしょう 0.01g
		ピーマン					15						
		チーズ	10										
	ミルクみそ汁	なす					20						かつお昆布 だし 50g 米みそ 4g 豆みそ 4g
		えのきだけ					20						
		牛乳	100										
		わかめ					1						
	くだもの	キウイフルーツ 緑							20				
		キウイフルーツ 黄							20				
		オレンジ							30				
	朝食合計		110	0	0	50	172	20	70	105	0	0	
昼食	サンドウィッチ	食パン								120			塩 0.1g こしょう 0.01g
		バター									2		
		卵		55									
		マヨネーズ									4		
		きゅうり					50						
		にんじん					30						
		チーズ	18										
		ロースハム			40								
		レタス					20						
	のりしおポテト	じゃがいも						60					塩 0.2g
		あおのり					0.2						
	バナナジュース	バナナ							60				
		牛乳	200										
	昼食合計		218	55	40	0	100.2	60	60	120	6	0	
夕食	ごはん	胚芽米								105			
	あじととうもろこしの つくね焼き	あじ			70								酒 7.5g 豆みそ 5g 穀物酢 5g 塩 0.2g
		とうもろこし					30						
		ねぎ					5						
		しょうが					1						
		しそ					0.8						
		いりごま									2		
		片栗粉								3			
		油									2		
		アスパラガス					15						
		ラディッシュ					20						
		砂糖										3	
	キャベツとわかめの はちみつレモン和え	キャベツ					50						ぶどう酢 3g 塩 0.1g こしょう 0.01g
		わかめ					2						
		しらす干し			2								
		レモン							1				
		オリーブ油									2		
		レモン果汁							1				
		はちみつ										3	
	さといもとズッキーニ のフライ	さといも						25					トマトケチャップ 3g
		ズッキーニ					15						
		小麦粉								2.5			
		卵		5									
		パン粉								7.5			
		油									6.5		
	夕食合計		0	5	72	0	138.8	25	2	118	12.5	6	
	1日の合計		328	60	112	50	411	105	132	343	18.5	6	
15～17歳の1人1日摂取量のめやす	男		320	55	200	80	350	100	150	480	30	10	
	女		320	55	120	80	350	100	150	380	20	10	

1日の合計：エネルギー2,178kcal（朝食678kcal，昼食792kcal，夕食708kcal）
　　　　　食塩相当量7.7ｇ（朝食2.4ｇ，昼食3.7ｇ，夕食1.6ｇ）
食事摂取基準：15～17歳男性，身体活動レベルⅡ，推定エネルギー必要量2,800kcal
　　　　　　　15～17歳女性，身体活動レベルⅡ，推定エネルギー必要量2,300kcal

4つの食品群別摂取量のめやすによる献立例（高校生　1人1日あたり，身体活動レベルⅢ（高い）の場合）　　　　（g）

献立	料理名	食品	第1群 乳・乳製品	第1群 卵	第2群 魚介・肉	第2群 豆・豆製品	第3群 野菜	第3群 いも	第3群 くだもの	第4群 穀類	第4群 油脂	第4群 砂糖	その他
朝食	カレードッグ	ロールパン								60			カレー粉 0.1g 塩 0.1g ビーフカレー 10g
		キャベツ					40						
		ウインナー			40								
	グリーンサラダ	レタス					10						ぶどう酢 3g 塩 0.3g こしょう 0.01g
		オクラ					10						
		ブロッコリー					10						
		水菜					10						
		アボカド					10						
		オリーブ油									4		
		あんずジャム										4	
	ポテトスープ	じゃがいも						50					固形ブイヨン 1.5g パセリ乾 0.01g
		たまねぎ					20						
		有塩バター									2		
		牛乳	150										
	くだもの	キウイフルーツ 緑							35				
		キウイフルーツ 黄							35				
		ぶどう							50				
	朝食合計		150	0	40	0	110	50	120	60	6	4	
昼食	ごはん	胚芽米								140			
	焼肉と焼き野菜	牛肉			80								コチジャン 6g こいくちしょうゆ 6g 酒 5g
		油									4		
		砂糖										5	
		にんにく					1						
		たまねぎ					20						
		青ピーマン					10						
		赤ピーマン					10						
		黄ピーマン					10						
		にんじん					10						
		かぼちゃ					15						
	もやしのレモンナムル	もやし					30						顆粒中華だし 0.5g 塩 0.1g
		ほうれんそう					10						
		レモン果汁							2				
		ごま油									1		
	エリンギと豆のバターソテー	エリンギ					20						こいくちしょうゆ 1.5g こしょう 0.01g
		大豆水煮				10							
		いんげんまめ ゆで				10							
		ひよこまめ ゆで				10							
		バター									4		
	しらたきとひじきの中華あえ	しらたき						20					
		ひじき					1						
		きゅうり					15						
		ザーサイ 漬物					3						
		ごま油									0.2		
	さつまいもと切り昆布の煮物	さつまいも						50					こいくちしょうゆ 2g 塩 0.2g
		刻み昆布					1.5						
		砂糖										3	
		みりん										6	
	昼食合計		0	0	80	30	156.5	70	2	140	9.2	14	
夕食	とうもろこしごはん	胚芽米								140			塩 0.3g
		とうもろこし					40						
	餅入り豚汁うどん	豚肉			60								かつお昆布だし 200g 米みそ 10g
		しょうが					2						
		たまねぎ					10						
		ごぼう					10						
		にんじん					5						
		えのきだけ					10						
		こんにゃく						10					
		ごま油									1.5		
		こねぎ					2						
		うどん								150			
		もち								50			
	千草焼風卵焼き	卵		55									
		かに風味かまぼこ			20								
		生しいたけ					15						
		にんじん					10						
		みつば					10						
		油									2		
	さやいんげんと油揚げのごま酢和え	さやいんげん					40						こいくちしょうゆ 3g 穀物酢 7g
		油揚げ				30							
		いりごま									9		
		砂糖										3	
	はちみつヨーグルト	ヨーグルト	100										
		はちみつ										3	
	夕食合計		100	55	80	30	154	10	0	340	12.5	6	
間食	ヨーグルトスムージー	ヨーグルト	50										
		牛乳	80										
		バナナ							20				
		ブルーベリー							30				
	間食合計		130	0	0	0	0	0	50	0	0	0	
	1日の合計		380	55	200	60	420.5	130	172	540	27.7	24	
	15～17歳の1人1日摂取量のめやす	男	380	55	200	120	350	100	150	550	30	10	

1日の合計：エネルギー3,167kcal（朝食612kcal，昼食961kcal，夕食1,480kcal，間食114kcal）
　　　　　食塩相当量10.0g（朝食2.9g，昼食3.2g，夕食3.8g，間食0.1g）
食事摂取基準：15～17歳男性，身体活動レベルⅢ，推定エネルギー必要量3,150kcal

資料⑨ 15〜17歳（活動量の少ない女性）の1日分の献立例C

4つの食品群別摂取量のめやすによる献立例（高校生　1人1日あたり，身体活動レベルⅠ（低い）の場合）　　　　　（g）

献立	料理名	食品	第1群 乳・乳製品	卵	第2群 魚介・肉	豆・豆製品	第3群 野菜	いも	くだもの	第4群 穀類	油脂	砂糖	その他
朝食	おにぎり	胚芽米								100			塩 0.2g こいくちしょうゆ 2g
		かつお 削り節			2.5								
		塩昆布					2						
		のり					2						
	厚揚げと野菜の オイスター炒め	生揚げ				50							酒 5g こいくちしょうゆ 1g オイスターソース 2g
		こまつな					10						
		にんじん					8						
		りょくとうもやし					8						
		油									1		
		砂糖										1	
	落とし卵のみそ汁	キャベツ					20						かつお昆布だし 150g 米みそ 8g
		たまねぎ					15						
		卵		55									
		こねぎ					1						
	フルーツヨーグルト	ヨーグルト	120										
		パインアップル 缶詰							20				
		うんしゅうみかん 缶詰							20				
		キウイフルーツ							20				
	朝食合計		120	55	2.5	50	66	0	60	100	1	1	
昼食	ごはん	胚芽米								100			
		いりごま									0.5		
	鶏肉のチリソース	鶏肉 むね			60								塩 0.05g 酒 3g トウバンジャン 1.5g ケチャップ 8g 顆粒中華だし 0.4g こいくちしょうゆ 0.5g
		片栗粉								2			
		ズッキーニ					20						
		赤ピーマン					15						
		黄ピーマン					15						
		油									2		
		しょうが					1						
		にんにく					0.5						
		ねぎ					5						
		砂糖										1	
		片栗粉								1.5			
		ごま油									1		
	れんこんとごぼうの きんぴら	れんこん					25						酒 2g こいくちしょうゆ 2g
		ごぼう					20						
		ごま油									0.5		
		みりん										1	
		砂糖										1	
		いりごま									0.2		
	さつまいもの オレンジ煮	さつまいも						30					
		オレンジ							30				
		砂糖										2	
		みりん										1	
	くだもの	りんご							20				
	昼食合計		0	0	60	0	101.5	30	50	103.5	4.2	6	
夕食	マカロニグラタン	マカロニ								50			ぶどう酒 白 7g 固形ブイヨン 0.5g ナツメグ 0.01g 塩 0.02g こしょう 0.01g パセリ 乾 0.01g
		たまねぎ					20						
		マッシュルーム					15						
		えび			50								
		バター									10		
		小麦粉								10			
		牛乳	200										
		チーズ	10										
		パン粉								0.2			
	ロールパン	ロールパン								30			
	トマトのマリネ	トマト					40						ぶどう酢 5g 甘酢 5g
		セロリ					15						
		たまねぎ					7						
		オリーブ油									2		
	かぼちゃのサラダ	かぼちゃ					40						塩 0.3g こしょう 0.01g
		アーモンド 無塩									1		
		ツナ			15								
		クリームチーズ	10										
		マヨネーズ									2		
		サラダ菜					4						
	きのこの コンソメスープ	えのきだけ					10						固形ブイヨン 1g 塩 0.2g こしょう 0.01g
		しめじ					10						
		生しいたけ					10						
		ベーコン			6								
		ブロッコリー					10						
	夕食合計		220	0	71	0	181	0	0	90.2	15	0	
	1日の合計		340	55	133.5	50	348.5	30	110	293.7	20.2	7	
15〜17歳の1人1日摂取量のめやす		女	320	55	120	80	350	100	150	300	20	10	

1日の合計：エネルギー2,006kcal（朝食661kcal，昼食610kcal，夕食735kcal）
　　　　　食塩相当量8.0 g（朝食2.8 g，昼食1.2 g，夕食4.0 g）
食事摂取基準：15〜17歳女性，身体活動レベルⅠ，推定エネルギー必要量2,050kcal

TRY
献立例のレシピをQRコードから見てみよう。レシピを参考にして調理してみよう。

まとめ
● 献立作成について理解できた。………□
● 食事計画について理解できた。………□

◇確認問題【穴埋め】 次の（　　　）に適する語句を書きなさい。

解答欄

① _____

② _____

③ _____

④ _____

⑤ _____

⑥ _____

⑦ _____

⑧ _____

⑨ _____

⑩ _____

⑪ _____

⑫ _____

⑬ _____

⑭ _____

⑮ _____

⑯ _____

⑰ _____

⑱ _____

⑲ _____

⑳ _____

㉑ _____

第1節

1 人がエネルギー源として利用する栄養素は，（ ① ），脂質，（ ② ）である。

2 呼吸や血液循環，体温維持など，生命を維持するために必要な最小のエネルギー代謝を（ ③ ）という。

3 身体活動のためのエネルギー代謝を（ ④ ）という。また，静かにいすに座って休息した状態の代謝量を（ ⑤ ）量という。

第2節

4 日本人の食事摂取基準は，（ ⑥ ）な人（個人また集団）を対象として，健康の保持・増進，（ ⑦ ）の予防，高齢者の（ ⑧ ）予防のために参照する摂取量の基準である。

5 推定エネルギー必要量は，性別，年齢階級別，（ ⑨ ）別に値が示されている。

6 たんぱく質の必要量は窒素出納法で得られた（ ⑩ ）必要量（0.66/kg体重/日）と利用効率を用いて定められている。

7 脂質の食事摂取基準は，脂肪エネルギー比率の範囲が（ ⑪ ）として定められている。

8 易消化性炭水化物を糖質，難消化性炭水化物を（ ⑫ ）と呼ぶ。

9 ビタミンの食事摂取基準として，ビタミンAには推奨量が，ビタミンD・E・Kには（ ⑬ ）が定められている。

10 ビタミンB$_1$・B$_2$などの水溶性ビタミンは摂取量をもとにそれぞれの（ ⑭ ）が定められている。

11 ミネラルの食事摂取基準として，ナトリウムとカリウムには（ ⑮ ）が定められている。

12 女性では月経血への（ ⑯ ）量を考慮して，月経なしとありの推奨量が設定されている。

第3節

13 4つの食品群のうち，第3群のはたらきには（ ⑰ ）をよくするものがあり，野菜や（ ⑱ ），くだものを摂取するとよい。

14 献立を作成する際は，年齢，性別，身体活動量，健康状態などを考慮して，（ ⑲ ）のめやすを参考にするとよい。

15 献立作成にあたっては，栄養以外にも（ ⑳ ），食材の（ ㉑ ）や価格，調理手順や時間などを考慮する。

◇**確認問題【一問一答】** 次の説明に当てはまる言葉や数字を答えなさい。

第1節

① 早朝の空腹時に快適な室内において，身体的にも精神的にも安静に仰向(あおむ)けに寝(ね)た状態で測定した代謝量。

② 身体活動の強度を示す指標。

③ 呼気中の二酸化炭素と酸素量のモル比。

④ 水素と酸素の安定同位体が含まれた水を飲み，尿中への排泄(はいせつ)量を測定することでエネルギー消費量をはかる方法。

第2節

⑤ 栄養素の3つの目的からなる，食事摂取基準の5つの指標のうち，推奨量，目安量，目標量以外の指標。（2つ）

⑥ 摂取不足が高齢者のフレイルやサルコペニアに最も影響(えいきょう)すると考えられる栄養素。

⑦ 脂質は，エネルギー源の主要な供給源であるが，とりすぎによってリスクが高まる疾患。

⑧ エネルギー産生栄養素のうち，炭水化物の目標量の範囲(はんい)。（15〜17歳）

⑨ 学校給食1食分の栄養素量の基準が定められているもの。

第3節

⑩ 食べられるのに廃棄(はいき)される食品。

⑪ 食品ロス削減(さくげん)国民運動ロゴマークの名称(めいしょう)。

⑫ 家庭で調理したものを食べること。

⑬ レストランなどの飲食店で食事をすること。

⑭ 弁当や惣菜(そうざい)を自宅に持ち帰って食べること。

解答欄

① ＿＿＿＿＿＿＿＿＿

② ＿＿＿＿＿＿＿＿＿

③ ＿＿＿＿＿＿＿＿＿

④ ＿＿＿＿＿＿＿＿＿

⑤-1 ＿＿＿＿＿＿＿＿

⑤-2 ＿＿＿＿＿＿＿＿

⑥ ＿＿＿＿＿＿＿＿＿

⑦ ＿＿＿＿＿＿＿＿＿

⑧ ＿＿＿＿＿＿＿＿＿

⑨ ＿＿＿＿＿＿＿＿＿

⑩ ＿＿＿＿＿＿＿＿＿

⑪ ＿＿＿＿＿＿＿＿＿

⑫ ＿＿＿＿＿＿＿＿＿

⑬ ＿＿＿＿＿＿＿＿＿

⑭ ＿＿＿＿＿＿＿＿＿

まとめてみよう

■1 健康な人とは，どんな人のことをいうのか，自分の考えをまとめ，他の人と話しあってみよう。

■2 世界保健機関（WHO）は，成人の食塩摂取量は5g未満/日が望ましいとしているが，日本人の食事摂取基準では，それよりも多い量が目標量として定められている。

日本人はなぜ食塩摂取量が多いのか，その原因を調べてみよう。また，摂取量を減らすために，どのような対策が考えられるか，まとめてみよう。

1日の献立を作成して調理してみよう

1. 献立を作成してみよう

p.83の4つの食品群別摂取量のめやすによる献立例（高校生　1人1日あたり，身体活動レベルⅡ（ふつう）の場合）の夕食について，別の献立を考えてみましょう。

<朝食> <昼食> <夕食>

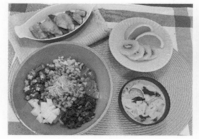 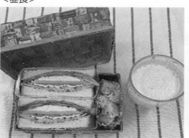 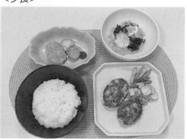

①夕食の献立について，テーマを設定し，考えてみましょう。

＊テーマ例　旬の食材を取り入れてみよう。

地元の郷土料理を調べ，2品取り入れてみよう。

②献立を作成したら，材料を4つの群に分けてみましょう。

③あなたが作成した夕食の献立とp.83の献立例の夕食について，4つの群の摂取量を比較してみましょう。

献立	材料	第1群		第2群		第3群			第4群		
		乳・乳製品	卵	魚介・肉	豆・豆製品	野菜	いも	くだもの	穀類	油脂	砂糖
①あなたの夕食の献立の合計											
②p.83の献立例の夕食の合計		0	5	72	0	138.8	25	2	118	12.5	6
③めやすに対する不足分（②−①）											

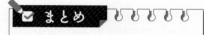
まとめ

TRY

・身体活動レベルⅠ（低い）の場合を考えてみましょう。

・身体活動レベルⅢ（高い）の場合を考えてみましょう。

・朝食を考えてみましょう。

・昼食を考えてみましょう。

2. 献立例の昼食をつくってみよう

p.83の献立例（身体活動レベルⅡ（ふつう）の場合）

<昼食>

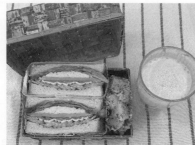

(1) サンドウィッチ

材料(1人分)			
食パン	120g	きゅうり	50g(1/2本)
(60g×2枚)		にんじん	30g(1/6本)
バター	2g（小1/2）	レタス	20g(1/2枚)
卵	55g(1個)	スライスチーズ	18g(1枚)
マヨネーズ	4g（小1）	ロースハム	40g(4枚)
塩	0.1g	（サンドウィッチ用の薄いもの ふつうの厚さなら2枚）	
こしょう	0.01g		

①２枚の食パンのそれぞれ片面にバターをぬる。

②卵はゆで卵にし（水の入ったなべに入れ，火にかける。沸とう後12分加熱する。冷水にとり，殻をむく），ボウルに入れ，フォークでつぶす。マヨネーズ・塩・こしょうで調味する。

③きゅうりは，２mmの斜め薄切りにする。

④にんじんは２mmの千切りにし，沸とうした湯でさっとゆで，広げて冷まし，水気を切っておく。

⑤①の１枚に具材を乗せる。（きゅうり，スライスチーズ，にんじん，ロースハム，卵，レタスの順で乗せるとつくりやすい。）

⑥⑤の上にもう１枚の食パンを乗せ，具材をはさむ。

⑦ラップ，クッキングシートで包み，縦半分に切る。

⑧弁当箱に盛りつける。

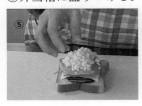
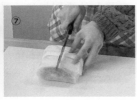

(2) のりしおポテト

材料(1人分)	
じゃがいも	60g（1/2個）
あおのり	0.2g
塩	0.2g

①じゃがいもは乱切りにし，水に漬けておく。

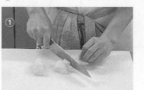

②①を水の入ったなべに入れ，加熱する。沸とうするまで中火，沸とう後は弱火でやわらかくなるまで加熱する。

③②の湯を捨て，弱めの中火で加熱しながら粉ふきいもにする。

④あおのり，塩で調味する。

⑤弁当箱に盛りつける。

(3) バナナジュース

材料(1人分)	
バナナ	60g（1/2本）
牛乳	200g(カップ1)

①バナナは皮をむく。

②①をラップで包み，冷蔵庫に入れておく（時間がない場合はこの手順を省いてもよい）。

③②と牛乳をミキサーにかける。

④器に盛りつける。

TRY

p.83〜85の献立例のレシピは，QRコードから見られます。

レシピを参考にして調理してみましょう。

第4章 ライフステージ・ライフスタイルと栄養

第1節 乳幼児期の栄養

ねらい
- 乳幼児期の特徴を理解しよう。
- 乳幼児期の栄養摂取について理解しよう。

資料1 平均的な身長の伸びの変化

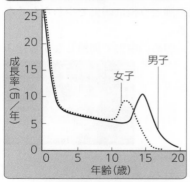

中山健太郎「小児栄養の実際」より作成

1. 乳幼児期の生理的・身体的特徴

1. 乳幼児期の特徴

乳幼児期は一般に，生まれてから満1歳までの**乳児期**と，満1歳から就学前までの**幼児期**に分けられる。栄養の摂取源が乳汁（母乳・人工乳）に限られている状態から固形物へと食事形態が変化し，食生活の基盤がつくられる重要な時期である。

2. からだの発育

乳児期は，一生のなかで最も成長が著しく **資料1** ，出生時の体重約3kg，身長約50cmから，満1歳には体重約9kg，身長約75cmまで成長する。幼児期に入ると，体格面での成長はゆるやかになるが（1年に体重約2kg，身長6〜10cm増加），皮下脂肪が減り，骨格筋が発達し，運動機能や精神の発達が活発になる。

特に運動・感覚機能，精神の発達をつかさどる脳神経系の成長は乳幼児期に著しく，脳の重量は6歳ごろには成人の約90％まで成長する。体型は，出生時には頭囲のほうが胸囲よりも大きいが，1歳になるころには逆転し，歩行できるバランスになる。この時期の発達は，急速であるだけに成長速度の個人差が大きい。成長に問題がないか判断する際，身長と体重以外に，乳幼児では頭囲や胸囲なども発達の重要な指標になり，**母子健康手帳** ▶p.141 **Column** にある身体発育曲線や**カウプ指数**が参考にされる。 ▶p.141

Column

母子健康手帳

自治体に妊娠を届け出ると母子健康手帳が交付される。母子健康手帳は，妊娠中から子どもが小学校に入学するまでの母子の健康の記録で，妊産婦健診，乳幼児健診，予防接種の状況などが記入される。

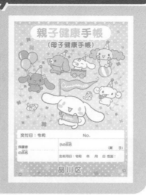

写真：©2023 SANRIO CO., LTD. APPROVAL NO. L641539

3. 消化器系の特徴

　新生児は，生後すぐから**原始反射** Column により乳汁を摂取する。生後6か月ごろから離乳期に入り固形物を摂取するようになると，歯や舌の運動機能が発達する。乳歯は上下左右
5　5本ずつの計20本で，生後6〜8か月ごろからはえ始め，3歳ごろまでにほぼすべてがはえそろう 資料2 。

　一方，そしゃく能力の向上と共に胃腸の発達も進む。乳児は胃が小さく円柱状であるが，1歳になると大人と同じ形状に湾曲する。容量は幼児期の間に約400mLから800mLへと
10　2倍の大きさになり，1回の食事量が増す。乳幼児期は消化機能が十分に整っていないため，**感作**[1]して**食物アレルギー** ▶p.128 を起こしやすい。アレルギーになった場合は，その食物を摂取しないようにする。乳幼児期の食物アレルギーは，消化機能の発達と共に自然治癒することが多い。

15　## 2. 乳幼児期の栄養と食生活

1. 食生活と栄養における特徴

　乳幼児期は発育・発達が最もさかんな時期で，運動量も多いため，体重1kgあたりのエネルギー消費量は成人よりも多い 資料3 。しかし，幼児期前半ごろまでは消化吸収能力
20　が十分に発達しておらず，1回にたくさんの食事をとることができないため，そしゃく能力や消化吸収能力に合わせた食事を工夫する。また，この時期は偏食や好き嫌いが生じやすく，それにより栄養素が不足することがないよう注意が必要である。

Column

原始反射

　原始反射は新生児に見られ，中枢神経の発達と共になくなる反射反応である。赤ちゃんの手のひらに指を入れるとギュッとにぎる把握反射もこの原始反射に当たる。視力が発達していない赤ちゃんは，本能的に口の周囲に物が当たるとその方向を向き（探索反応），口唇の近くに乳首がくると唇と舌を使ってくわえ（捕捉反射），乳首を吸い（吸啜反射），飲みこむ（嚥下反射）といった一連の原始反射によって乳汁を摂取している。

資料2 　**歯のはえる時期**

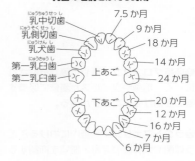

乳歯の名前とはえる時期

永久歯の名前とはえ変わりの時期

➡乳歯は永久歯に比べて，ひとまわり小さく，エナメル質も薄くて弱い。

❶**感作**　ある物質（抗原）に対して敏感になることをいう。アレルギー発症の第一段階である。

資料3 　**成長期別1日あたりのエネルギー消費量**

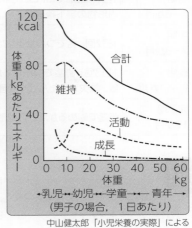

中山健太郎「小児栄養の実際」による

2. 乳幼児の栄養

　乳児期は，授乳期と離乳期に分けられる。授乳期に栄養をとる方法として，母乳栄養と人工栄養，これらを併用する混合栄養がある。また，離乳期には離乳食が用いられる。

　①母乳栄養　母乳は，出産後3〜5日ごろに濃厚で黄色みを帯びた初乳が分泌され，10日目ごろから成分が安定した成乳となる。初乳は成乳に比べてβ-カロテンやたんぱく質の含有量が多く，高濃度の**免疫グロブリン❶**や**ラクトフェリン❷**が含まれるため，乳児を感染症などから守るはたらきがある。母乳には多くのメリットがあり 資料4 ，可能であれば母乳栄養が望ましい。

　②人工栄養　母乳が出ない場合や，母親以外の人が授乳する場合に，人工乳が用いられる。また，母乳で栄養が十分にとれない場合も，混合栄養として母乳に加えて人工乳が用いられる。人工乳には種類があり，健康児用の育児用ミルク，大豆乳や無乳糖乳などの治療用ミルク，フォローアップミルクなどの離乳サポート用ミルクなどがある。育児用乳の成分は，健康増進法（特別用途食品：乳児用調製乳）により定められている。

　③離乳食　生後5〜6か月ごろまでは乳汁の栄養のみで発育上問題はないが，その後は，鉄など不足する栄養素を補うため，また，歯，舌やあご，味覚の発達を促すために，乳汁以外からの栄養摂取が必要になる。離乳食はドロドロした半固形物から始めて，栄養の大部分を乳汁以外のものから摂取できるようになると完了となる 資料5 。生後12〜18か月ごろに離乳食が完了して，固形物を主とする食事形態になる。このように，離乳期は食事形態が急激に変化するが，消化吸収能力が未熟なため，食欲不振，下痢，便秘，食物アレルギーなどが起こりやすい。

▶p.91

---

❶**免疫グロブリン**　胃や小腸で分解されにくく，細菌やウイルスが腸管に吸着するのを妨げるはたらきがある。

❷**ラクトフェリン**　腸管内におけるぶどう球菌や大腸菌の発育・増殖を抑制する作用がある。

資料4 　**母乳栄養のメリット・デメリット**

メリット	・発育と消化・吸収に適した成分組成。 ・乳児の疾病に対する罹患率・死亡率が低い。 ・母子のスキンシップがとれる。 ・母親の産後の回復を助ける。 ・授乳が簡便。 ・衛生的。 ・アレルギーを起こしにくい。 ・経済的。
デメリット	・母親の健康状態や食事内容により成分が変動し，発育に不足をきたすことがある。 ・授乳量，成分量の把握が困難。 ・ビタミンKの不足。

資料5 　**離乳食の与え方**

離乳食の段階	離乳食の内容
初期 5〜6か月	1日1〜2回。ドロドロした半固形物。つぶしがゆ。固形物の嚥下練習期。
中期 7〜8か月	1日2回。舌でつぶせるかたさ。全がゆ。
後期 9〜11か月	1日3回。歯茎でつぶせるかたさ。全がゆ〜軟飯。鉄欠乏やたんぱく質過剰に注意。
完了期 12か月	歯茎で噛めるかたさの固形物。軟飯〜ご飯。

TRY
　発達段階に合わせた離乳食をつくり，比べてみよう。

④**幼児食**　幼児期は，体重あたりのエネルギー消費量が乳児期についで多いが，消化吸収能力は十分に発達していない。必要な栄養を3回の食事のみで摂取することは難しいため，**間食**で不足分を補うようにする❸。間食は栄養を充足させるだけでなく，子どもの精神発達の面においても機能するため，この時期の食生活においては重要である。

❸**食事量の配分のめやす**　幼児期における1日の食事量の配分のめやすを摂取エネルギー比で表すと，朝：昼：夕：間食＝30：30：25〜30：10〜15となる。

3. 幼児期の献立例

 資料6 は幼児期の献立例である。

資料6　幼児期の献立例（3〜5歳男児）

区分	料理名	食品名	1人分使用量(g)
朝食	トースト	食パン	60
		いちごジャム	5
	牛乳	普通牛乳	100
	ほうれんそう入りスクランブルエッグ	鶏卵	30
		ほうれんそう	40
		たまねぎ	15
		塩	0.2
		植物油	2.5
	サラダ	プチトマト	30
		レタス	30
		和風ノンオイルドレッシング	5
間食	菓子	ビスケット	15
	ジュース	りんご生ジュース	120
昼食	煮込みうどん	ゆでうどん	60
		豚肉	25
		にんじん	15
		生しいたけ	5
		かまぼこ	40
		葉ねぎ	4
		かつお・昆布だし	150
		しょうゆ	3
		みりん	13
	白菜の牛乳煮	白菜	50
		ハム	10
		固形コンソメ	1
		普通牛乳	50
		グリンピース	2
		コーンスターチ	3
間食	菓子	カステラ	30
	牛乳	普通牛乳	100

区分	料理名	食品名	1人分使用量(g)
夕食	カレーピラフ	精白米	60
		鶏肉　むね	15
		トマト	25
		たまねぎ	15
		にんじん	5
		マッシュルーム	5
		干しぶどう	3
		グリンピース	5
		バター	2.5
		固形コンソメ	1.2
		カレー粉	1
	豆腐のサラダ	木綿豆腐	30
		トマト	10
		きゅうり	10
		かつおぶし	0.5
		和風ドレッシング	5
	わかめスープ	乾燥わかめ	2
		焼き麩	2
		葉ねぎ	2
		中華だし	1

1日の摂取量	
・エネルギー	1,269kcal
・たんぱく質	40.6g
・脂質	40.7g
・脂質エネルギー比率	28.8%
・食塩	6.2g
・カルシウム	516mg
・鉄	5.3mg
・食物繊維	10.9g

第4章

TRY
幼児にふさわしい間食を考えてみよう。

 まとめ
●乳幼児期の特徴を理解できた。……□
●乳幼児期の栄養摂取について理解できた。……□

第 2 節　青少年期の栄養

ねらい

- 青少年期の特徴を理解しよう。
- 青少年期の栄養摂取について理解しよう。

1. 青少年期の生理的・身体的特徴

　青少年期は，学童期から成人期にいたる過渡期に当たり，学童期，思春期，青年期と呼ばれる時期がある。学童期は，小学校で学ぶ6～12歳の間である。思春期は，概ね第二次性徴の発現に始まり身体的に完成される期間をさし，女子では8～18歳，男子では10～19歳に当たる。青年期は，始まりは思春期と同じだが，身体面だけでなく社会的・心理的にも自立し大人として完成されるところまでをさすため，一般に終了は思春期よりも遅く，20代前半まで含まれることが多い。

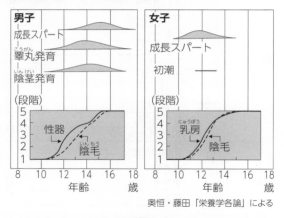

資料1　第二次性徴の発現順序

奥恒・藤田「栄養学各論」による

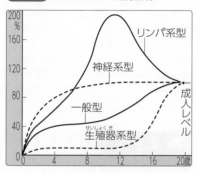

資料2　スキャモンの発育曲線

　学童期前半の9歳ころまでは，毎年身長が約6cm，体重が約3kg増加し，幼児期に比べるとゆるやかではあるが一定した成長が見られる。学童期後半に思春期に入り，乳児期についで体格や各臓器の著しい成長が見られ，身長・体重の増加ペースが上がる。この再び現れた顕著な発育現象は成長スパートと呼ばれる。成長スパートは女子のほうが早期に現れ，10～11歳では身長と体重が共に男子よりも女子のほうが上回る。また，思春期は性器が成熟するという大きな変化が見られる　資料1。

　この他，脳や感覚機能なども徐々に成長を続け，学童期の終わりには大人とほぼ同じ状態まで発達する。胸腺や扁桃腺などのリンパ系では，10～12歳の機能発達が著しく成人の2倍まで発達するが，思春期以降に成人レベルに落ちつく　資料2。

　また，学童期は乳歯と永久歯がはえ変わる時期である。虫歯などで歯を失うと後の健康に与える影響が大きいため，虫歯になりにくい口腔環境を整えておくことが重要である。

2. 青少年期の栄養と食生活

1. 栄養面での特徴

　青少年期は身体活動が活発で，成長スパートや第二次性徴などもあり，骨や筋肉などの身体的発達が著しい。そのため，エネルギー必要量は一生のうちで最も高くなる Column Ⓐ。筋肉やさまざまな臓器の発達，ホルモンや血液量の増加に必要なたんぱく質や必須脂肪酸，鉄やカルシウムなどのミネラル，代謝に必要な各種ビタミンなど栄養素全般において必要量は成人期よりも多い。鉄に関しては，女子では成長期に加えて月経に伴う損失があるため，男子よりも体重あたりの必要量が大きく，貧血になりやすいため注意が必要である。また，高齢期に起こりやすい骨粗鬆症の予防のためには，**最大骨量（ピークボーンマス）❶**を高めることが有効であり，骨形成のためにカルシウムとたんぱく質を十分に摂取することも重要である。

2. 心の特徴と栄養のアンバランス

　青少年期の食生活は，食の外部化が進んだことによる食事の簡便化，孤食化が影響している。また，塾や習いごと，インターネット利用などにより生活が夜型になり，生活リズム ▶p.151 が崩れると，食欲不振や肥満，不定愁訴❷などの問題につながりやすい。

　思春期は子どもから大人への精神面における過渡期に当たり，自我の発達，社会性の強化，抽象的な思考力の発達，恋愛感情の芽ばえなどが急速に進む。急激な性成熟に対する戸惑いやホルモンの著しい変化による影響から，心理的に不安定になりやすい。

　からだと精神の発達が著しいこの時期は，精神的なバランスを崩しやすく，神経性食欲不振症や過食症といった**摂食障害** Column Ⓑ を起こしやすい。摂食障害は女子に多く見られ， ▶p.121 生理的に脂肪が増えることを肥満と混同し，誤ったダイエットから発症にいたることも多い。摂食障害になると貧血になりやすく，ひどい場合は無月経や不妊など，後の妊娠・出産に影響することもあるため注意が必要である。

Column Ⓐ

エネルギーの過剰摂取

　近年は，青少年期も成人と同じくエネルギー消費量が減少傾向にあり，肥満に対しても注意が必要である。体格や活動量などは個人差が大きく，エネルギーや栄養素の摂取量は一人ひとりの状況に応じたものにすることが大切である。

❶**最大骨量（ピークボーンマス）** 骨量は，20代半ばまで成長と共に増加し続け，20～30代は最大値が維持され，その後減少する。20～30代の最も骨量が高くなる時の値を最大骨量（ピークボーンマス）という。（▶p.103）

❷**不定愁訴** 頭が重い，疲れがとれないなどの自覚症状はあるが，検査値に異常は見られず病気が見つからない状態。主な原因として，過度のストレス，不規則な生活習慣，ホルモンバランスの乱れなどがあげられる。

Column Ⓑ

摂食障害

　摂食障害は，主に神経性食欲不振症と神経性過食症がある。神経性食欲不振症は極度の食事制限，神経性過食症は過食後に太ることへの恐怖から代償行為（おう吐，下剤や利尿剤による排出）を繰り返すもので，いずれも心因性疾患であり，患者数は年々増加している。

3. 学校給食

　　学校給食法のもとで全国的に**学校給食**が実施されるように
なったのは，1954年からである。学校給食の内容について
は「学校給食摂取基準」（文部科学省）により定められている。
▶p.79
児童・生徒が1年間でとる食事の約6分の1に相当し，学校
給食が子どもの健康と成長に与える影響は大きいといえる❶。

4. 青少年期の献立例

　　資料3 は，青少年期の献立例である。

　❶現在の学校給食（完全給食）の普及率
は小学校が98％以上，中学校が85％
以上で，年間190日程度実施されてい
る。

資料3　青少年期の献立例（身体活動レベルⅡ　12〜14歳男子）

区分	料理名	食品名	1人分使用量(g)	区分	料理名	食品名	1人分使用量(g)
朝食	トースト	食パン	90	昼食	中華スープ	わかめ	10
		マーガリン	8			さやえんどう	7
		オレンジマーマレード	15			中華だし	1.2
	牛乳	普通牛乳	200			ごま油	1
	オムレツ	鶏卵	60		くだもの	オレンジ	100
		しめじ	30	間食	菓子	どら焼き	75
		パセリ	2	夕食	ご飯	精白米	100
		バター	5		あじフライ	あじ	50
		塩	0.3			小麦粉	15
		白こしょう	0.2			パン粉	15
	添え野菜	レタス	20			鶏卵	5
		きゅうり	20			植物油	15
		にんじん	15			とんかつソース	10
		ドレッシング	5		添え野菜	キャベツ	100
	フルーツヨーグ	ヨーグルト	100			カリフラワー	30
	ルト	バナナ	50		おひたし	ほうれんそう	80
		りんご	50			かつお節	2
昼食	ご飯	精白米	90			だし入りしょうゆ	5
	豆腐のあんかけ	木綿豆腐	100		さつまいもの甘煮	さつまいも	80
		たまねぎ	15			砂糖	10
		白菜	30		きのこのみそ汁	えのきだけ	20
		にら	15			油あげ	5
		ピーマン	15			葉ねぎ	3
		植物油	6			煮干しだし	180
		しょうゆ	3			みそ	10
		みりん	3				
		かつおだし	70				
		片栗粉	6				
		しょうが	2				
	ポテトサラダ	じゃがいも	80				
		きゅうり	20				
		たまねぎ	10				
		セロリ	10				
		ハム	20				
		マヨネーズ	15				
		レタス	10				
		プチトマト	20				

1日の摂取量	
・エネルギー	2,598kcal
・たんぱく質	73.5g
・脂質	79.3g
・脂質エネルギー比率	27.5%
・食塩	7.5g
・カルシウム	847mg
・鉄	12.0mg
・食物繊維	31.2g

まとめ

●青少年期の特徴を理解できた。..........□

●青少年期の栄養摂取について理解でき
　た。..........□

TRY

　全国の学校給食の献立を調べ，地
域の食文化を知ろう。

96　第4章｜ライフステージ・ライフスタイルと栄養

第3節 成人期の栄養

1. 成人期の生理的・身体的特徴

　成人期は，主として思春期を終えてから高齢期までの20
～65歳までをいう。さらに身体的特徴から，心身共に完成
5 され自己が確立される30歳までを**青年期**，すべてが成熟し
最も機能的に安定する30歳から50歳までを**壮年期**，身体的
な機能低下が始まる50歳から65歳までを**実年期**のように分
類することもある。

1. 身体的特徴

10 　生理的機能は10代まで向上し，その後維持されるが，す
べての機能は30歳前後から一様に低下し，それに伴い基礎
代謝量や運動量も減少する 資料1 。そのため，成人期は，
体たんぱく質量の減少や，消費エネルギー量の減少による体
重増加の傾向が見られる。体重増加のほとんどは脂肪による
15 もので，体脂肪率が上がり**メタボリックシンドローム❶**に陥
▶p.122
りやすい。

　さらに，年齢が上がるにつれて肥満や高血圧，脂質異常症，
▶p.125
循環器疾患など**生活習慣病**のリスクが高まる。これらの身体
的変化については，遺伝的要因，衛生や気温などの環境要因，
20 食生活や運動といった生活習慣などが複雑に影響しあうた
め，個人差が大きい 資料2 。

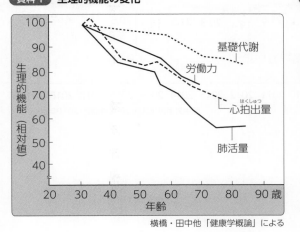

資料1 　生理的機能の変化

横橋・田中他「健康学概論」による

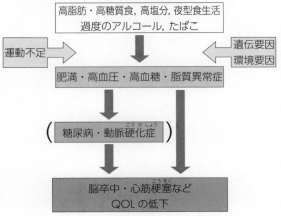

資料2 　生活習慣病と生活習慣の関係

2. 更年期

女性では，閉経を迎える40歳代後半から50歳代前半ころに，ホルモンバランスの変化を主な要因とする身体的変化が現れることが多く，**更年期**と呼ばれる。主な更年期障害❶の症状は，疲労感やうつ，のぼせ，多汗などの自律神経失調症や神経症状で，精神的にも不安定になりやすい。

3. 成人期の肥満

成人の場合，生活習慣病などの発症リスクが高まる**BMI25以上で肥満**と判定される。肥満者の割合は男女差があり，男性の方が高い 資料3 。また，男性では30歳代以降，女性では50歳代以降で大きく増加が見られる。成人期の肥満の多くは，エネルギー摂取量の増加ではなく，代謝の低下や運動量の減少でエネルギー消費量が減ることによるものである。肥満が長期にわたると，糖尿病や脂質異常症などの発症リスクが高まり，さまざまな生活習慣病を引き起こしやすくなる。現在では，40歳以上を対象に**特定健康診査・特定保健指導** Column においてメタボリックシンドロームに関する検査が行われ，生活習慣病の注意喚起に力が入れられている。

❶**更年期障害** 男性においても男性ホルモンの低下から，発汗やほてり，うつといった女性の更年期障害と同様の症状が現れることがある。

Column

特定健康診査・特定保健指導

特定健康診査・特定保健指導は，2008年から始まった制度で，一般にメタボ健診と呼ばれる。40〜74歳の公的医療保険加入者を対象に，腹囲測定など内臓脂肪型肥満を診査し，メタボリックシンドロームの早期発見による生活習慣病の低減を目的とする。

資料3 **男女別肥満率の変化**

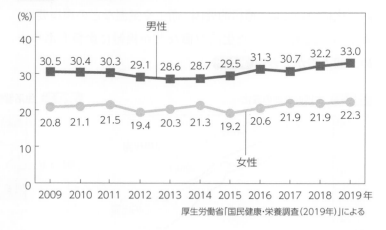

厚生労働省「国民健康・栄養調査（2019年）」による

2. 成人期の栄養と食生活

1. 栄養摂取の問題点

　成人では，年齢が高くなるほど身体的性質や生活習慣の個人差が大きくなり，食生活においても違いがより明確になる。日本における成人の食生活の特徴（とくちょう）として，食塩❷ ▶p.43 とヨウ素の摂取量が多いことがあげられる。また，朝食の欠食率においては男女差が見られ，男女共に若い世代に多いが，男性のほうが高齢世代を除くすべての年代において高く，食生活が乱 ▶p.151 れやすい。 ▶p.151

　さらに，核家族（かく）や共働き世帯の増加，独身者や単身赴任（ふにん）によるひとり暮らしが増加しており，これらを背景に食生活の簡便化が進み，外食，加工食品，調理ずみ食品，嗜好飲料（しこう）などの利用が増えている。特に男性で単身生活の場合，簡便化の傾向が強く，栄養バランスが悪くなりやすい。成人期は長く，日々の食生活の積み重ねが成人期後半から高齢期における健康状態に大きく影響（えいきょう）するため，自覚症状がなくても注意が必要である。

2. 栄養摂取の留意点

　年齢が高くなるにつれてエネルギー消費量が低下するため，肥満になりやすい。エネルギーの過剰摂取（かじょう）にならないよう注意する必要がある。また，肥満や生活習慣病の予防のためには脂質のとり方も重要であり，量と質に留意する。脂肪のエネルギー摂取比率が全体の20～30%をこえない範囲（はんい）で，必須脂肪酸（ひっす）や脂溶性（しようせい）ビタミンを十分摂取できるよう，動物性脂肪，植物油，魚油をバランスよく摂取することが望ましい。

　日本人の現在の栄養摂取状況（じょうきょう）としては，エネルギー，ビタミン共に概（おおむ）ね食事摂取基準値を満たしているが，カルシウム，マグネシウムの他，鉄❸など一部の微量栄養素（びりょう）では不足が見られる 資料4 。過度の外食や加工食品の利用などで食事がパターン化することも，これらの栄養素が不足する要因になる。サプリメントの利用が増加しているが，体内での利用効率を考えると，まずは普段（ふだん）の食事になるべく変化を持たせ，摂取する食材の種類を広げることが大切である。

❷食塩　日本人の食塩摂取量は減少傾向にあるが（男性 10.9 g，女性 9.3 g〔2019年〕），食事摂取基準の目標値到達（とうたつ）にはいたっていない。

資料4　栄養素の摂取状況

		40-49歳 男性	40-49歳 女性
		平均値	平均値
エネルギー	(kcal)	2,172	1,729
脂肪エネルギー比率	(%)	28.4	30.3
炭水化物エネルギー比率	(%)	56.9	54.4
食物繊維	(g)	18.3	16.0
ビタミンA	(μgRAE)	555	458
ビタミンD	(μg)	6.4	5.3
ビタミンE	(mg)	6.7	6.0
ビタミンK	(μg)	234	219
ビタミンB$_1$	(mg)	1.09	0.89
ビタミンB$_2$	(mg)	1.16	1.05
ビタミンB$_6$	(mg)	1.25	1.01
ビタミンB$_{12}$	(μg)	5.9	4.5
葉酸	(μg)	275	247
ビタミンC	(mg)	76	74
食塩相当量	(g)	10.6	8.9
カリウム	(mg)	2,269	2,033
カルシウム	(mg)	442	441
マグネシウム	(mg)	251	219
鉄	(mg)	7.6	6.7
亜鉛	(mg)	9.4	7.8

厚生労働省「国民健康・栄養調査（2019年）」による

TRY
資料4 の栄養素の摂取量と「日本人の食事摂取基準」（▶カラーページ⑤～⑥）の30～49歳の数値を比較してみよう。

❸鉄に関しては，特に妊娠（にんしん）可能年齢の女性では注意が必要である。

3. 生活習慣病の予防

食生活，運動習慣，遺伝や環境などが主な要因となり，脳血管疾患や心疾患などの生活習慣病の発症リスクが高まる。寿命が伸びることにより生活習慣病の有病者は増えるが，生活習慣を改善することで発症を抑制することができる。食生活では塩分や糖類，動物性脂肪の過剰摂取，夜型食生活，**喫煙❶**などが影響する。**食生活指針** ▶p.152 では，生活習慣病の予防となる食生活のポイントがわかりやすくまとめられている。また，栄養の摂取面だけを注意しても予防の効果は低く，摂取した栄養が代謝され十分に活用されることも重要である。そのため，生活習慣病の予防には，食事と運動の両方からのアプローチが有効である。

4. アルコール飲料

アルコール飲料にはアルコール以外に糖質が含まれており，その糖質に由来するエネルギーはあるが 資料5 ，他の栄養素はほとんどない。摂取したアルコールは胃と小腸から吸収され，血流に乗って全身を回り，大部分は肝臓に運ばれ，1割弱は呼気，汗，尿からそのまま排出される。肝臓に運ばれたアルコールは酵素によって，**アルコール（エタノール）⇒アセトアルデヒド⇒酢酸**へと分解される。分解酵素のはたらきが弱い人は，代謝の途中で生じるアセトアルデヒドにより，頭痛やおう吐などの症状が現れやすい。

アルコールは脳の神経細胞を麻痺させ，適量であれば高揚感を与え，食事や会話が進み社交の場での助けとなるが，分解・代謝をつかさどる肝臓への負担は大きく，過剰摂取は肝機能障害の他，**高血圧❷**，糖代謝異常，神経障害などの原因になるため気をつけなければならない。また，アルコール依存症にも注意が必要である。日本では近年女性の飲酒率が増加している。女性のアルコール代謝能は一般に男性よりも低く，特に妊娠可能年齢の女性は，胎児の脳やからだの発育に影響を与えるため注意が必要である Column 。

❶**喫煙の弊害** たばこの煙にはニコチン，一酸化炭素，活性酸素の他，種々の発がん物質が含まれ，肺がん，虚血性心疾患など，循環器，呼吸器，消化器における疾病リスクを高めることが明らかになっている。喫煙者のみならず，受動喫煙者にもリスクがあるため，分煙化が進められている。

資料5 **1回の飲酒量のめやすとなるエタノール20g相当の各種アルコール飲料の量とエネルギー量**

アルコール飲料の種類	エタノール20g相当の量	エネルギー量(kcal)
ビール	540mL（中瓶1本弱）	218
日本酒	160mL（1合弱）	177
焼酎(25度)	100mL	146
ウイスキー・ブランデー	60mL	142

❷**高血圧** 飲酒直後は一時的に血圧が低下するが，長期的に見ると，飲酒習慣および飲酒量の増加に伴い，循環器系疾患の危険因子である高血圧になることが認められている（▶p.123）。

Column

健康日本21（国民健康づくり対策）

健康日本21は，国民の健康の増進の総合的な推進をはかるための基本的な方針として2000年から始まり，現在は第3次（2024年度から2035年度まで）となっている。

健康日本21では，未成年者・妊娠中の飲酒をなくし，一般の成人の飲酒量を，生活習慣病のリスクを高める量よりも減らすことが目標となっている。生活習慣病のリスクを高める飲酒量は，純アルコール摂取量で男性40g/日以上，女性20g/日以上であり，節度ある飲酒量を20g/日程度としている。

5. 成人期の献立例

資料6 は成人期の献立例である。

資料6　成人期の献立例（身体活動レベルⅠ　30〜49歳男性）

区分	料理名	食品名	1人分使用量(g)	区分	料理名	食品名	1人分使用量(g)
朝食	ご飯	精白米	90	間食	菓子	大福餅	70
	ししゃも	ししゃも	35		飲み物	コーヒー	180
	添え野菜	大根おろし	40			クリーム	5
	ほうれんそうの ごま和え	ほうれんそう	80	夕食	ご飯	精白米	90
		砂糖	3		豚肉のしょうが 焼き	豚肩ロース肉	100
		しょうゆ	3			しょうが	3
		炒りごま	7.5			砂糖	6
	かぼちゃの煮物	かぼちゃ	100			しょうゆ	4
		砂糖	3			植物油	3
		みりん	3		添え野菜	サラダ菜	15
		しょうゆ	3		大根の酢の物	だいこん	50
		かつおだし	70			しらす干し	10
	豆腐のみそ汁	木綿豆腐	15			乾燥わかめ	2
		油あげ	5			砂糖	3
		乾燥わかめ	0.5			塩	0.1
		長ねぎ	3			酢	10
		煮干しだし	180		ひじきの炒め煮	ほしひじき	7
		みそ	10			油あげ	5
	くだもの	柿	100			にんじん	15
昼食	ミックスサンド ウィッチ	食パン	100			植物油	4
		マーガリン	5			砂糖	3
		からし粉	0.4			しょうゆ	2
		鶏卵	30			かつおだし	50
		マヨネーズ	5				
		レタス	5				
		プロセスチーズ	20				
		トマト	20				
		きゅうり	10				
		パセリ	1.5				
	豆のマヨネーズ サラダ	いんげん豆	25				
		ブロッコリー	25				
		ハム	20				
		マヨネーズ	10				
	牛乳	普通牛乳	200				
	くだもの	みかん	100				

1日の摂取量

- ・エネルギー -----------------------------2,313kcal
- ・たんぱく質 ----------------------------------77.8g
- ・脂質 ---75.9g
- ・脂質エネルギー比率----------------------29.5%
- ・食塩 --8.1g
- ・カルシウム ---------------------------1,008mg
- ・鉄 --12.0mg
- ・食物繊維 ----------------------------------30.5g

第4章

TRY
自分のBMI値を判定してみよう。

まとめ

●成人期の特徴を理解できた。..............□

●成人期の栄養摂取について理解でき
　た。..□

第4節 高齢期の栄養

1. 高齢期の生理的・身体的特徴

1. 身体的特徴

　高齢者の定義は国によって異なるが，日本ではWHOが定める65歳以上を高齢者とし，特に74歳までを前期高齢者，75歳以上を後期高齢者としている。

　高齢期は，加齢と共に全般にからだの組織の細胞数，骨量，水分量などが減少して体重は減少するが，体脂肪量はあまり変化しないため，相対的に体脂肪率が増加する。臓器により重量変化に違いが見られ，生命維持に直接かかわり高齢期においても活動があまり低下しない心臓，脳，肺などは，体重が減っても重量は比較的維持される 資料1 。一方，栄養摂取に影響する消化器系の変化は大きく，歯の欠損に伴うそしゃく機能の低下や，だ液の分泌量の減少により誤嚥が多くなる。また，消化吸収率は加齢による変化は少ないが 資料2 ，胃やすい臓の機能低下により消化酵素の分泌量が減少し，腸の運動機能も低下するため，消化に時間がかかり便秘を起こしやすくなる。これらは，食欲不振をもたらし低栄養の原因となる。加齢により運動機能が徐々に衰えると，日々の運動量が減少し，**ロコモティブシンドローム（運動器症候群）**❶に陥りやすくなる。ロコモティブシンドロームは，メタボリックシンドロームと並んで，健康寿命の短縮につながる主な原因である。その他，高齢期は，視力，聴力などの感覚機能の低下も見られる。

　身体機能の低下に加えて，高齢期は，社会的活動の縮小，経済力の低下，家族の縮小（子どもの独立，配偶者との死別）などの生活の変化によっ

❶ロコモティブシンドローム（運動器症候群） 運動機能障害により要介護になるリスクの高い状態になることをいう。加齢による運動機能の低下（筋力，バランス能力など）や，骨粗鬆症や関節リウマチなどの疾患が主な要因となる。これらの要因により転倒・骨折などを起こしやすくなり，さらに骨折により日常の運動量が減り，骨や筋力が弱まって要介護になる場合が多い。

❷フレイル予防 フレイルは要介護になる前段階として位置づけられる。判定要素には，体重減少，主観的疲労感，日常生活活動量の低下，身体能力（歩行速度）の減弱，筋力（握力）の低下などがある。フレイル進行要因として，社会的交流の減少やサルコペニア（加齢による筋肉量の減少とそれに伴う筋力低下）が大きく，これらの予防が高齢期の健康維持において重要視されている。

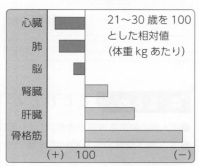

資料1 高齢期（71歳）における臓器重量の変化（体重kgあたり）

21〜30歳を100とした相対値（体重kgあたり）

心臓　肺　脳　腎臓　肝臓　骨格筋

(+) 100 (−)

Korenchevesky による

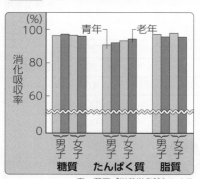

資料2 消化吸収率の加齢による変化

奥・藤田「栄養学各論」による

て，精神的な機能低下も起こりやすく，うつなどの症状が出やすい。そのため，**フレイル予防❷** が注目されている。
▶p.74

2. 骨粗鬆症の予防

骨は，主にカルシウム塩（カルシウム＋リン酸）と繊維状たんぱく質のコラーゲンからなる。体内のカルシウムの約99％は骨や歯の形成に使われるが，それ以外の約１％は細胞や血液中に存在し，神経や筋肉の興奮，血液凝固などさまざまな体内の反応に使われる。骨はからだの基本構造を支える以外に，カルシウムの貯蔵庫としての役割を果たしており，血中カルシウム濃度が低下すると，骨を壊してカルシウムが取り出され（**骨吸収**），カルシウム濃度が十分であれば必要に応じて骨芽細胞により新たに骨がつくられる（**骨形成**）。通常は骨吸収と骨形成のバランスがとれており，骨は骨量を保ちながら代謝が行われている。

骨粗鬆症は，骨代謝のバランスが崩れることにより骨量が低下して発症する 資料3 。さらに加齢に伴う**骨質**の劣化が重なると，簡単な日常動作でも骨折しやすくなる Column Ⓐ。特に大腿骨頸部，腰椎，手首を骨折しやすく，その後の**QOL（生活の質）** の低下につながりやすい。骨代謝のバランスを崩す要因としては，加齢，**ホルモン分泌量の変化** Column Ⓑ，ダイエット，運動不足，疾病（糖尿病，慢性腎臓病など），薬品の摂取などがあげられる。

骨粗鬆症の予防には，20～30歳代の**最大骨量（ピークボーンマス）** をできるだけ高くすることが重要である 資料3 。
▶p.95

代謝を高め，最大骨量を高めるには，骨に重力負荷のかかるウォーキングやジョギングなどの運動が有効である。食生活では，カルシウムやカルシウム代謝に重要なビタミンD，たんぱく質の豊富な大豆製品，乳製品，小魚類などを十分にとり，食塩の過剰摂取に気をつけることが大切である。

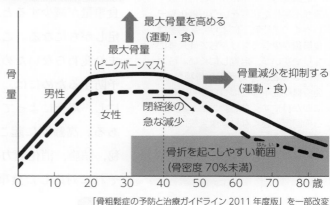

Column Ⓐ

骨量と骨質

骨の強度は骨密度（単位体積または単位面積あたりの骨量）だけでなく骨質も影響する。骨質の要はコラーゲンである。コラーゲンは加齢による代謝の低下や，糖尿病などの疾病などにより劣化し，その結果，骨が脆くなる。同じ骨密度でも骨質が劣化していると骨折が起こりやすくなる。高齢期の骨折の増加については，骨吸収の亢進による骨量低下と骨質低下の両方の要因がある。

Column Ⓑ

ホルモン分泌量の変化と骨粗鬆症

女性が男性に比べて早期から骨粗鬆症になりやすいのは，閉経に伴いエストロゲン（卵胞ホルモン）の分泌量が低下するためである。エストロゲンは，女性ホルモンの一種で，主に子宮や卵巣，乳房の発育発達を促すはたらきがある。この他，脂質や骨の代謝にも深くかかわっており，骨代謝においては，破骨細胞の生成抑制，小腸からのカルシウムの吸収促進，骨形成を助けるビタミンDの腎臓における活性化など，骨量維持に役立っている。

資料3 **加齢による骨量変化**

最大骨量を高める（運動・食）
最大骨量（ピークボーンマス）
骨量減少を抑制する（運動・食）
男性
女性
閉経後の急な減少
骨折を起こしやすい範囲（骨密度70％未満）
骨量
0　10　20　30　40　50　60　70　80歳

「骨粗鬆症の予防と治療ガイドライン2011年度版」を一部改変

3. 動脈硬化の予防

　加齢に伴い血管の硬化が進行すると，全身にさまざまな問題が生じるようになる。このような状態を**動脈硬化**といい，心筋梗塞や脳卒中❶などの疾病につながる。動脈硬化は，遺伝的要因の他，高血圧，肥満，脂質異常症，糖尿病，喫煙などが発症の要因となる。食生活の面では，動物性脂肪や食塩の過剰摂取，たんぱく質不足などが影響する。動脈硬化の予防には，血管の代謝をよくするために適度な運動をすることや，動脈硬化を抑制するはたらきがある**n－3系脂肪酸❷**（多価不飽和脂肪酸）が多く含まれる魚（いわし，まぐろ，さば，ぶり，さんまなど）の摂取が有効である。

▶p.19

2. 高齢期の栄養と食生活

1. 健康上の問題

　平均寿命が伸びて高齢期を過ごす時間が長くなり，QOLの維持のために運動と食生活への注意がより必要になる。身体的および精神的な機能低下が急速に進むこの時期は，成人期に比べて身体状況や生活スタイルにおける個人差が大きい。そのため，年齢だけで食生活を決定するのではなく，ひとり一人に応じた調整がより重要になる。

　高齢期の全般的傾向として，加齢と共に基礎代謝量，身体活動量のいずれも低下し，エネルギー必要量は減少する。からだの変化に合わせて炭水化物や脂質の摂取量を調節し，脂質摂取量はエネルギー比率の20〜30％としつつ，一方で，**低栄養**（PEM）に対しても注意しなければならない `Column`。
protein energy malnutrition
食事量が減少すると，たんぱく質やビタミン，ミネラルは不足しがちになる。これらの栄養素の必要量は成人期後半とあまり変わらないため，十分に摂取する必要がある。低栄養を予防するためには，負担のない量を時間をかけて食べるようにし，場合によっては食事回数を増やすなどの工夫が必要である。高齢期に起こりやすい食嗜好の変化，食欲不振，便秘，誤嚥，消化能力の低下など健康上の問題があれば，それぞれに対応した食事内容や摂取方法を検討する必要がある `資料4`。

❶**脳卒中**　脳の血管障害により脳に血液が届かず，脳の神経細胞が障害される病気全般を含む。血管が破れて起こる脳出血やくも膜下出血などと，血管が詰まることで起こる脳血栓や脳梗塞などの，主に2つのタイプがある。

❷**n-3系脂肪酸**　魚油に含まれる。EPA（IPA）（▶p.22）は，動脈硬化性疾患の予防に効果があるとされている。

資料4 高齢期に起きやすい健康上の問題に対応した食生活のポイント

健康上の問題	食生活における対応
味覚機能の低下	・塩分摂取が多くならないよう濃い味に気をつける。
嚥下機能の低下	・片栗粉などでとろみをつけたり，卵でとじるなどして誤嚥を防ぐ。ひき肉やミキサーなどの利用，加熱調理の工夫により噛みやすくする。
低栄養	・穀類にかたよらず，魚，肉，卵，乳製品，大豆などの良質たんぱく質含量の高い食品を十分とる。
便秘	・食物繊維だけではなく，十分な水分摂取に気を配る。 ・食事量が極端に少なくなっていないか注意する。
骨粗鬆症	・カルシウム，ビタミンD，ビタミンKなどが多く含まれる食材を積極的に取り入れる。良質なたんぱく質を十分とる。

➡手軽にエネルギーやたんぱく質を補給できる高齢者用の栄養補助食品（飲料やゼリー，プリンなど）や，誤嚥予防として一般の液状食品に適度な粘性を与えるとろみ剤などが市販されている。

2. 高齢期の献立例

資料5 は高齢期の献立例である。

TRY **資料5** の献立はカルシウムが不足している。カルシウムを補給するためには，どんな食品をどれだけ加えたらよいか，考えてみよう。

資料5 高齢期の献立例（身体活動レベルⅠ　70歳代男性）

区分	料理名	食品名	1人分使用量(g)
朝食	ご飯	精白米	80
	魚のみそ漬け焼き	さわら	80
		みそ	3
		砂糖	1
		酒	1
	かぶの甘酢漬け	かぶ	30
		酢	10
		砂糖	3
		塩	0.1
	だいずとひじきの煮物	ほしひじき	5
		だいず	15
		にんじん	10
		植物油	2
		砂糖	2
		しょうゆ	1.5
		かつおだし	50
	じゃがいものみそ汁	じゃがいも	30
		玉ねぎ	20
		煮干しだし	150
		みそ	7
昼食	肉うどん	ゆでうどん	180
		牛肩ロース肉	50
		にんじん	40
		たけのこ	20
		生しいたけ	10
		しゅんぎく	25
		長ねぎ	20
		植物油	2
		砂糖	6
		みりん	8
		しょうゆ	5
		かつお・昆布だし	180
	蒸しなすのナムル	なす	80
		長ねぎ	5
		にんにく	1
		ごま油	3
		しょうゆ	1.5
		砂糖	1
		とうがらし	0.1

区分	料理名	食品名	1人分使用量(g)
夕食	うなぎ入り玉子丼	精白米	90
		うなぎ・蒲焼	50
		鶏卵	50
		わけぎ	10
		根みつ葉	10
		かつお・昆布だし	70
		しょうゆ	5
		みりん	8
	山いもののりしょうゆ和え	山いも	50
		のり	0.5
		しょうゆ	1
	あさりのみそ汁	あさり	50
		葉ねぎ	2
		かつおだし	150
		みそ	7
	フルーツヨーグルト	ヨーグルト	100
		バナナ	50
		りんご	50

1日の摂取量	
・エネルギー	1,816kcal
・たんぱく質	65.9g
・脂質	53.0g
・脂質エネルギー比率	26.3%
・食塩	8.0g
・カルシウム	491mg
・鉄	9.3mg
・食物繊維	20.0g

まとめ

●高齢期の特徴を理解できた。……………□

●高齢期の栄養摂取について理解できた。……………………………………………………□

第5節 妊娠・授乳期の栄養

ねらい

●妊娠・授乳期の特徴を理解しよう。
●妊娠・授乳期の栄養摂取について理解しよう。

❶望ましいとされる体重増加量は妊娠前の母体の体格によって異なり，めやす値は厳格なものではなく，個人差を考慮したゆるやかな栄養指導が推奨されている。

❷妊娠高血圧症候群　高齢・若齢妊娠，遺伝，肥満，糖尿病など複数の要因が重なり，母体が妊娠という身体的変化に適応できなくなり発症すると考えられている。

❸妊娠糖尿病を発症しても，産後，多くの人は血糖値が正常に戻るが，発症しなかった人に比べて糖尿病のリスクは高く，産後は定期的な検診を受けるなど注意が必要である。

1. 妊娠・授乳期の生理的・身体的特徴

1. 生理的変化

　妊娠・出産・授乳期は女性特有のライフステージで，妊娠から出産までの約280日と，その後の授乳期間の約1年間，母親のからだは著しく変化する。

　妊娠するとホルモン分泌が変化し，最終的に体重は妊娠前に比べて7～15kg程度増加する❶。増えた体重は，胎児とその付属物の羊水や胎盤の他，母体自身の脂肪，水分，血液，子宮・乳房といった組織の増加分がある　資料1 。この変化を支えるために基礎代謝が亢進し，十分な血液と栄養を送り出すために心臓の負担が増す。また，胎児の成長に伴って子宮が肥大し，膀胱や尿管，胃腸が圧迫されるため頻尿や尿失禁が起こりやすく，ホルモン作用により腸のはたらきが低下するため便秘になりやすい。

　出産後，子宮は収縮して6～8週間ほどで妊娠前の状態に戻る。体重は，分娩により約6kg減少した後，授乳などでエネルギー消費量が増し，授乳期間中に概ねもとの状態に戻る。

2. 妊娠中の体調

　妊娠初期（2～3か月）に，妊婦の約80％に悪心やおう吐，食欲不振，嗜好の変化など，一般につわりと呼ばれる症状が見られる。通常は妊娠4か月ころまでに自然治癒するが，重症化した場合に脱水症状や体重減少，肝障害，神経障害など危険な状態になることがある（妊娠悪阻）。また，高血圧，たんぱく尿といった症状を主とする妊娠高血圧症候群❷は，妊娠20週～産後12週までに高血圧となるもので，妊産婦と胎児へのリスクが高く注意が必要である。その他，鉄欠乏性貧血や肥満，妊娠によって発症する妊娠糖尿病❸なども胎児の健康に大きく影響するため注意が必要である。

資料1　妊娠時の体重増加

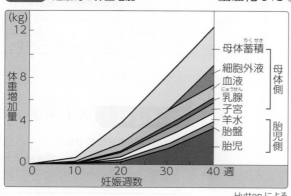

Hytten による

2. 妊娠・授乳期の栄養と食生活

1. 妊娠・授乳期の栄養状態の影響

　妊娠期の母体の栄養状態は，胎児の発育に大きな影響を与える。また，出産や産褥期[4]の経過，母乳の分泌にも影響するため，栄養摂取に関しては通常よりも注意が必要である。
5　妊娠期の低栄養は胎児の発育を阻害し，逆に過剰栄養は肥満や高血圧などにつながり，正常な出産の妨げとなる。

　近年，若い女性のやせ傾向が強く，妊婦のやせすぎは低出生体重児が生まれやすくなるだけでなく，胎児期の栄養不足が子どもの出生後や成人後の健康状態にも影響を及ぼすとの
10　見方もある。妊娠・授乳期の栄養状態は，母体の健康維持のみならず，子どものライフステージにおける最も初期段階の栄養状態を形づくるものでもある。妊娠中だけでなく妊娠前からの適正な栄養状態の管理にも注意が向けられており，このような考えにもとづき，「**妊産婦のための食生活指針**」
15　**資料2** が示されている。

2. 妊娠期の栄養摂取の留意点

　妊娠期は，食事内容だけでなく，食べ方においても工夫が必要である。妊娠初期はつわりの症状が出やすく，食事量が
20　減少しがちである。無理に食べるのではなく，食べたい時につわりを誘発しにくいさっぱりしたものを食べるなど食事内容を工夫する。また，妊娠期には食物に対する嗜好も変化しやすく，嗜好の変化に合わせた工夫も必要になる。妊娠後期では，状態が安定し食欲は増すが，子宮の肥大により胃腸が
25　圧迫され，1回にたくさんの食事をとることが難しくなる。食事回数を多くしたり，少量でも栄養価の高い食品を選んだりして，必要量を満たすようにする。

❹**産褥期**　出産後，母体が妊娠前の状態に戻るまでの期間で，約6〜8週間をいう。

資料2　妊産婦のための食生活指針

妊娠前からはじめる妊産婦のための食生活指針〜妊娠前から健康なからだづくりを〜

● 妊娠前から，バランスのよい食事をしっかりとりましょう

●「主食」を中心に，エネルギーをしっかりと

● 不足しがちなビタミン・ミネラルを，「副菜」でたっぷりと

●「主菜」を組み合わせてたんぱく質を十分に

● 乳製品，緑黄色野菜，豆類，小魚などでカルシウムを十分に

● 妊娠中の体重増加は，お母さんと赤ちゃんにとって望ましい量に

● 母乳育児も，バランスのよい食生活のなかで

● 無理なくからだを動かしましょう

● たばことお酒の害から赤ちゃんを守りましょう

● お母さんと赤ちゃんのからだと心のゆとりは，周囲のあたたかいサポートから

厚生労働省資料による

3. 妊娠・授乳期の栄養素の付加量

　妊娠期に注意すべき主な身体症状は，肥満，鉄欠乏性貧血，低栄養，妊娠糖尿病，妊娠高血圧症候群である。これらを回避することを中心に，**食事摂取基準**では，妊婦・授乳婦に対する適切な栄養摂取量を，妊娠していない時の食事摂取基準に**付加量**として示している 資料3 。

　付加量は，エネルギー，たんぱく質，鉄など，妊娠中に必要量の変化が大きいものについては，約40週間の妊娠期間を初期（16週未満），中期（16〜28週），後期（28週以降）の3期に分けて，変化の少ないものについては妊婦として一括して示されている。

　妊娠初期は，まだ胎児も小さく，エネルギー量をはじめ栄養の必要量は妊娠していない時とほとんど変わらないが，胎児が急速に成長する妊娠中期から後期にかけて，栄養素全般の必要量が急速に増大する。エネルギー量は妊娠後期で450kcal/日まで付加量が増す。また，エネルギー代謝を助けるビタミンB_1，ビタミンB_2，ナイアシンなど，さらに，ビタミンD，ビタミンCもカルシウム代謝やコラーゲン合成が高まるため必要量が増す❶。

❶妊娠中にビタミンAを過剰に摂取すると胎児に奇形を生じさせる可能性もあるとされているため，過剰摂取しないように注意が必要である。β-カロテンなどのカロテノイドはとりすぎても影響はないため，ビタミンAは野菜などのβ-カロテンから摂取するとよい。

資料3 　妊娠・授乳期の栄養素の付加量（1日あたり）

区分	推定エネルギー 必要量(kcal)	たんぱく質 推奨量(g)	カルシウム 推奨量(mg)	鉄 推奨量(mg)
妊婦　初期	+50	+0	+0	+2.5
妊婦　中期	+250	+5	+0	+9.5
妊婦　後期	+450	+25	+0	+9.5
授乳婦	+350	+20	+0	+2.5

区分	ビタミン推奨量								
	A[*1] (μgRAE)	B_1 (mg)	B_2 (mg)	ナイアシン[*2] (mgNE)	B_6 (mg)	B_{12} (μg)	葉酸 (μg)	C (mg)	D(目安量)[*3] (μg)
妊婦　初期	+0								
妊婦　中期	+0	+0.2	+0.3	+0	+0.2	+0.4	+240	+10	8.5
妊婦　後期	+80								
授乳婦	+450	+0.2	+0.6	+3	+0.3	+0.8	+100	+45	

＊1　レチノール活性当量(μgRAE) ＝レチノール(μg) ＋β-カロテン(μg)$\times\frac{1}{12}$＋α-カロテン(μg)$\times\frac{1}{24}$＋β-クリプトキサンチン(μg) $\times\frac{1}{24}$＋その他のプロビタミンAカロテノイド(μg)$\times\frac{1}{24}$（▶p.77）

＊2　ナイアシン当量(mgNE) ＝ナイアシン(mg)＋トリプトファン(mg)$\times\frac{1}{60}$（▶p.78）

＊3　ビタミンDは1日あたりの目安量を示す（付加量ではない）。　　　　厚生労働省「日本人の食事摂取基準（2020年版）」による

妊娠期に特に必要となる栄養素は鉄である。胎児および胎盤への供給や母体の血液量の増加により鉄の必要量が増えて 資料4 ，鉄欠乏性貧血を起こ
5 しやすい。また，近年では神経管閉鎖障害のリスク低減のため，**妊娠前からの栄養管理❷**として葉酸摂取の重要性が指摘されている。妊娠期は，代謝の増大に伴い食事量は増すが，妊娠高血
10 圧症候群の予防のため塩分摂取量が過剰にならないよう気をつけなくてはならない。さらに，妊娠後期では便秘になりやすいので，食物繊維を十分に摂取する（18g／日以上）必要がある。

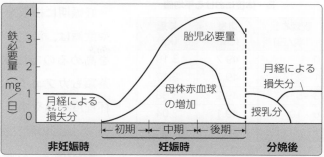

資料4 妊婦の鉄必要量の変化

鉄必要量（mg／日）

月経による損失分

胎児必要量

母体赤血球の増加

月経による損失分

授乳分

初期　中期　後期

非妊娠時　　妊娠時　　分娩後

沢崎千秋「病態栄養学双書——母性」による

❷妊娠前からの栄養管理（葉酸摂取）
二分脊椎や無脳症などの神経管閉鎖障害のリスク低減に対して，妊娠初期の十分な葉酸供給が有効であることが報告されている。妊娠1か月以上前からの葉酸摂取が推奨されているため，葉酸に関しては妊婦だけでなく，妊娠可能年齢の女性，特に妊娠を計画している女性においては不足に注意が必要である（▶p.38）。

4. 授乳期の栄養素の付加量

15 授乳期は，母乳の分泌に多量の栄養素が使われる一方で，母体は体重が減少し妊娠前の状態に戻る回復期でもある。授乳に必要なエネルギー量は多く，体重が減少したことによるエネルギーの供給量よりも，授乳に必要なエネルギー量のほうが上回るため，授乳期はエネルギーを付加する必要がある。
20 エネルギー付加量は350kcal／日となっており，その他の各栄養素も妊娠期に続き付加する必要がある 資料3 。出産後の泌乳量および乳成分は変動し，泌乳量は分娩直後は少量だが数日で増加し，3か月後に最も多くなる。食事摂取基準では，授乳期間を通した平均泌乳量を780mL／日として授乳期
25 の栄養素の付加量を算出している。

妊娠・授乳期の栄養の付加量については，標準体型の人を基準にしているため，妊娠前の母体の健康状態がやせや肥満である場合は，個別の調整が必要である。授乳期の栄養においては，出産後の体重減少だけを意識しがちだが，母体の健
30 康と乳児の発育に十分な母乳分泌が得られることを中心に栄養管理を行う必要がある。

資料5 母親の喫煙本数と出生時の身長・体重における平均値

喫煙本数 (本/日)	身長 (cm)	体重 (kg)
0	49.7	3.19
1～2	49.3	3.12
3～5	49.2	3.08
6～10	49.1	3.04
11以上	48.9	2.93

食料栄養調査会編「食料・栄養・健康」による

5. 妊娠・授乳期に控えたほうがよいもの

　妊娠期に摂取を控えたほうがよいものもある。妊婦の喫煙や飲酒は，流産，早産，胎児の発育遅延，奇形などのリスクを高めるので注意しなければならない **資料5**。コーヒーや茶類もカフェインが胎児の成長に影響を及ぼすため，1日1杯程度をめやすにする。

6. 妊娠期の献立例

　資料6 は，妊娠期の献立例である。

資料6 妊娠期の献立例（身体活動レベルⅠ　29歳女性, 妊娠中期）

区分	料理名	食品名	1人分使用量(g)
朝食	ご飯	精白米	90
	ハムエッグ	鶏卵	50
		ハム	20
		植物油	3
		塩	0.3
		黒ごま	0.2
	添え野菜	トマト	30
		レタス	15
	ほうれんそうのサラダ	ほうれんそう	40
		ベーコン	20
		玉ねぎ	20
		ドレッシング	10
	しじみのみそ汁	しじみ	20
		みそ	10
昼食	シーフードスパゲッティ	パスタ(乾麺)	90
		いか	30
		えび	40
		あさり	5
		マッシュルーム	3
		にんにく	30→5
		葉ねぎ	20
		オリーブ油	5
		白こしょう	0.3
		固形ブイヨン	1.5
	カリフラワーとツナのサラダ	カリフラワー	60
		まぐろ ツナ(缶詰)	25
		青じそ	2
		レモン汁	5
		酢	5
		砂糖	2
		塩	0.5
		黒こしょう	0.3
間食	くだもの	グレープフルーツ	120
	菓子	かぼちゃのプディング	120

区分	料理名	食品名	1人分使用量(g)
夕食	ご飯	精白米	90
	さけのホイル焼き	生さけ	80
		生しいたけ	10
		えのきだけ	20
		玉ねぎ	25
		ピーマン	15
		にんじん	15
		プロセスチーズ	20
		マヨネーズ	12
	ひじきの煮物	ほしひじき	7
		油あげ	10
		にんじん	25
		植物油	5
		かつおだし	50
		砂糖	3
		しょうゆ	1.5
	けんちん汁	木綿豆腐	80
		にんじん	5
		こまつな	10
		ごぼう	10
		板こんにゃく	10
		里いも	30
		葉ねぎ	3
		植物油	3
		煮干しだし	200
		しょうゆ	2

1日の摂取量

- ・エネルギー‥‥‥‥‥‥‥‥‥‥2,119kcal
- ・たんぱく質‥‥‥‥‥‥‥‥‥‥‥‥88.0g
- ・脂質‥‥‥‥‥‥‥‥‥‥‥‥‥‥‥70.5g
- ・脂質エネルギー比率‥‥‥‥‥‥‥‥29.9%
- ・食塩‥‥‥‥‥‥‥‥‥‥‥‥‥‥‥6.4g
- ・カルシウム‥‥‥‥‥‥‥‥‥‥‥695mg
- ・鉄‥‥‥‥‥‥‥‥‥‥‥‥‥‥‥12.5mg
- ・食物繊維‥‥‥‥‥‥‥‥‥‥‥‥21.3g

☑ まとめ

- ●妊娠・授乳期の特徴を理解できた。
　‥‥‥‥‥‥‥‥‥‥‥‥‥‥‥‥□
- ●妊娠・授乳期の栄養摂取について理解できた。‥‥‥‥‥‥‥‥‥‥‥‥□

TRY

　妊娠期にとって大切な鉄の摂取量を増やすために，どんな献立の工夫があるか，考えてみよう。

第6節 労働・スポーツと栄養

1. 労働・スポーツ時の生理的特徴

1. 労働とエネルギー消費量

エネルギーおよび栄養の消費量は，同じ性・年齢であって
も，体格や日々の生活における労働や運動などの活動量に
よって異なる。現代の生活は機械化が進んで非常に便利に
なったが，日々の生活が楽になる一方で，エネルギー消費量
が減少し，代謝の低下や肥満，生活習慣病の増加などの原因
となっている。そのため，特に成人期以降は意識的にからだ
を動かすことが必要になってきている。

　私たちのからだにはもともと体内時計が備わっており，年
（季節）・月・週・日，さらにはより短い90分を単位とした
周期的な**生体リズム❶**に合わせて，体温や血圧，睡眠やエネ
▶p.150
ルギー代謝などを無意識のうちにコントロールしている。し
かし，強い**ストレス❷**がかかると，その生体リズムが崩れ，
胃潰瘍・十二指腸潰瘍などの疾病を引き起こすこともある。
▶p.131
現在の社会環境は心理的ストレスが多く，**身体的ストレス**や
心理的ストレス 資料1 もエネルギーや栄養素の必要量に影
響を与えている。適度な運動は心理的ストレスの軽減に有効
であり，栄養代謝を促すためにもよい。

　単位時間あたりの運動量やからだへの作用は運動の種類に
よって異なり，日常生活にどの程度の運動量を付加すればよ
いのか，その時間だけで判断することはできない。運動強度
の指標としての利用や運動時のエネルギー消費量の算
出に用いられる**メッツ❸**は，適切な運動量を判断する
▶p.70
際に広く利用されている 資料2 。
▶p.112

ねらい

- 労働・スポーツ時の生理的特徴を理解しよう。
- 労働・スポーツ時の栄養摂取について理解しよう。

第
4
章

❶生体リズム 人の最も基本的な生体リズムは，1日24時間を単位とするサーカディアンリズム（概日リズム）である。この他，90分単位の生体リズムには，胃腸の動きや睡眠などがある。

❷ストレス 生体に生じる身体的・心理的なゆがみをストレスと呼び，その要因をストレッサーと呼ぶ。

資料1 **ストレスとその要因**

身体的ストレス	物理的要因	寒暖，音，外傷
	化学的要因	紫外線，化学物質，酸素欠乏
	生物学的要因	細菌感染，ウイルス感染
心理的ストレス	生活要因	健康，金銭，家族関係
	職業要因	転職，配置転換，人間関係
	その他	自然災害，社会問題（戦争，差別など）

❸メッツと同様の運動強度を表すものにエネルギー代謝率（RMR）がある。両者には $RMR = 1.2 \times (METs - 1)$ の関係式が成り立つ。

活動・運動の種類		メッツ	所要時間(分)*
生活活動	立位, 皿洗い	1.8	66
	ゆっくり歩行	2	60
	普通歩行(67m/分)	3	40
	掃除機かけ	3.3	36
	自転車, 階段上り, 高齢者介護	4	30
運動	ヨガ	2.5	48
	ボウリング, 社交ダンス	3	40
	卓球, ラジオ体操第1	4	30
	水泳(ゆっくり平泳ぎ)	5.3	22
	バスケットボール	6	20
	山登り	6.5	18
	スキー, スケート	7	17
	エアロビクス	7.3	16
	サイクリング	8	15
	水泳(クロール)	8.3	14
	ジョギング(161m/分)	9.8	12

＊体重50kgの人が100kcalを消費するのに要する時間
厚生労働省「運動基準・運動指針の改定に関する報告書2013」による

❶有酸素運動　筋肉に十分酸素が供給され, 比較的長時間継続が可能な運動のこと。血流がよくなって代謝が上がり, 余分な体脂肪が燃焼されやすくなる。

❷酸化ストレス　酸化反応によって引き起こされる, 生体に有害な作用のこと。

2. 健康の維持と体力増進のためのスポーツ

　平均寿命の伸びと共に, 生活習慣病が増加している。身体活動量を高めることは, 生活習慣病の予防に有効である。運動による健康維持の効果として, 消費エネルギーが増して内臓脂肪の蓄積が抑えられること, 筋肉や骨の衰退を抑制できること, 代謝の亢進に伴って栄養摂取の幅が広がることなどがあげられる。体力増進のために運動に期待できることは, 持久力, 柔軟性, 免疫力などの強化である。これらを目的とした場合, 強度の高い運動を定期的に行わなくても, 日常的な動作や軽い運動を日常生活により多く取り入れることで一定の効果が得られる 資料2 。特に, ウォーキングや水泳, ジョギングなどの**有酸素運動❶**は, 体力づくりの運動として適している。

2. 労働・スポーツ時の栄養と食生活

1. 労働と栄養

　身体活動が活発になると一般にエネルギー必要量が増す。食事で増量するエネルギー源は主に炭水化物とし, 長時間の労働やエネルギー消費量が大きい労働の場合は脂質摂取量を増やすとよい。また, より多くのエネルギーを産生し代謝するため, その過程で必要なビタミン類（ビタミンB_1, ビタミンB_2, ナイアシンなど）も十分に摂取する必要がある。通常の中程度の労働においては, たんぱく質摂取量の増加は必要ないが, 筋肉の肥大を伴うような激しい労働では, 疲労回復や貧血予防のため, たんぱく質を十分にとり鉄不足に気をつける必要がある。

　この他, 身体活動量が増すと酸化ストレス❷も増加するため, 抗酸化物質であるビタミンCやビタミンEの十分な摂取も心がけるとよい。たんぱく質, ビタミン, ミネラルの摂取に関する考え方は, 激しいスポーツをする際にも同様である。

2. スポーツと栄養

スポーツをする場合は，スポーツによって消費されるエネルギーと増強される筋肉などの組織づくりに必要な栄養素の補給，さらにそれらの栄養素の摂取バランスと摂取するタイ
5 ミングなどに気を配る必要がある。これらはスポーツ種目によって異なる。炭水化物・脂質・たんぱく質の**摂取バランス❸**については，ほぼ一律に必要量が増すので通常と大きく変える必要はなく，必要量が多い場合は3食以外での間食による補給などの工夫をする。

10 体内の糖質量は体重の1％未満であり，長時間の運動ではすぐに枯渇する。スポーツの種類やその強度，継続時間によってエネルギー源は，**"ぶどう糖⇒グリコーゲン⇒脂肪"** と変化する 資料3 。脂質よりも糖質であるぶどう糖やグリコーゲンからのほうがエネルギーを取り出しやすいため，筋肉や
15 肝臓に蓄えられたグリコーゲン量が多いと，持久運動をするうえで有利になる。そのため，糖質を摂取する量とタイミング Column が重要になる。

❸摂取バランス 日本人の食事摂取基準（2020年版）におけるエネルギー産生栄養素バランスの目標量は，炭水化物50～65％E，脂質20～30％E，たんぱく質13～20％Eである（▶p.74～76）。

Column

グリコーゲンローディング

スポーツのなかで特に持久系の運動では，筋肉に蓄えられたグリコーゲン量が多いほど有利である。試合前にできるだけ多くのグリコーゲンを筋肉中にためこむために行う食事コントロールをグリコーゲンローディングという。たとえば，試合3日前から，たんぱく質は通常どおり摂取し，高糖質・低脂肪の食事にすることで，筋肉中のグリコーゲン量のアップをはかる。

第4章

資料3 運動の継続時間とエネルギーの供給源の変化

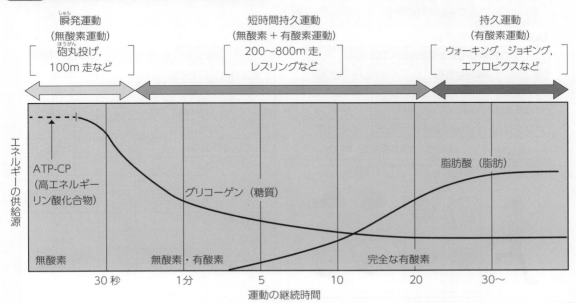

➡酸素が十分にある場合とない場合で，エネルギーの産生機構が異なる（▶p.15）。有酸素運動は筋肉に酸素が十分に供給され，比較的長時間の運動の継続が可能であり，運動継続時間が長くなるにつれ，主なエネルギー源が糖質（グリコーゲン）から脂肪へと変化する。

たんぱく質を構成するアミノ酸も，運動時にはエネルギー源として利用される。筋肉のたんぱく質を構成するアミノ酸のうち，その多くを占める**分岐鎖アミノ酸（BCAA）**はエネルギー
branched chain amino acid
として消費されやすい`Column`Ⓐ。また，筋肉をはじめ体たんぱく質の再構築にも必要なため，激しい労働やスポーツの際は，たんぱく質の必要量が高まる。十分な摂取が望まれる一方で，過剰摂取は肝臓や腎臓に負担をかけるので注意が必要である`Column`Ⓑ。

また，スポーツ時は代謝がさかんになるため，代謝をサポートするビタミン，ミネラルの必要量も増すが，食事量が増すため，特にサプリメントなどを利用しなくても，これらの微量栄養素の必要量は普段の食事から十分摂取することが可能である。

⚑ ColumnⒶ

分岐鎖アミノ酸（BCAA）

　筋肉を構成する必須アミノ酸の約35％はバリン，ロイシン，イソロイシンが占めており，これらは分岐鎖アミノ酸（BCAA）と呼ばれる。BCAAは筋肉の構成要素となるだけでなく，エネルギー消費の激しい運動時にはエネルギー源としても使われるため失われやすい。また，運動時の疲労抑制にも効果があるので，疲労予防および早期回復のために，運動の前後に，十分な糖質とBCAAを多く含む魚・肉・鶏卵・牛乳などを積極的に摂取するとよい。

⚑ ColumnⒷ

運動をしている人のたんぱく質の摂取

　主食からのたんぱく質の摂取量は意外に多く，成人の通常の食事で約15ｇ，運動時では主食摂取量が増すため約17ｇの摂取が期待できる（Ｂ表）。60kgの人で中程度の運動をしている人の場合，たんぱく質必要量が約70ｇとすると（Ａ表），残り約53ｇをたんぱく質含有量の高い肉，魚，卵，大豆，乳製品などから摂取すればよく，主菜・副菜のある食事を3食しっかりとっていれば，必要なたんぱく質量は摂取できる（Ｂ表）。

〈Ａ表〉

1日の体重あたりたんぱく質必要量	
運動レベル	（g/kg/日）
通常生活のみ・運動なし	0.8～1.0
中程度運動（ジョギングなど）あり	1.2～1.4
強度運動（筋力トレーニングなど）あり	1.4～1.7

[体重60kg 中程度の運動をしている人]

1日のたんぱく質必要量　約70g

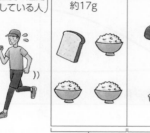

約17g — 主食から摂取

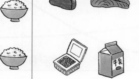

約53g — たんぱく質含有量の多い食品から摂取

〈Ｂ表〉

主な食品（1食分）	たんぱく質量
ご飯茶わん1杯（150g）	3.8g
食パン6枚切り1枚	5.3g
牛肉 もも・脂身なし（120g）	23.2g
鶏肉 ささ身2枚（80g）	19.1g
まぐろ赤身（5切れ）	15.8g
さけ1切れ（70g）	15.8g
ゆで卵（1個）	8.6g
木綿豆腐（1/4丁）	5.6g
納豆（1パック50g）	8.3g
牛乳（200mL）	6.6g
プロセスチーズ（20g）	4.5g

3. 労働・スポーツと水分補給

1. 労働・スポーツ時の水分損失

　人は体重の約60％の水分を蓄えており，乳幼児期にはこ
れより多く，加齢と共に減少し高齢期では約50％となる。
5 体内での水の役割のひとつに体温調節があり，体温が高くな
ると発汗し，汗が蒸散する際の気化熱として体温を効率よく
下げている。水分補給が間に合わず体内の水分量が下がると
発汗できず，体温上昇や体液が不足することによるさまざま
な**脱水症状** 資料4 が現れる。さらに脱水が進むと汗が出な
10 くなり，熱中症などの危険な状態になる。発汗による水分損
失の大きい労働やスポーツ時には，特に水分補給に気を配る
必要がある。

2. 熱中症

　熱中症とは，気温の高い環境で生じる健康
15 障害の総称であり，症状と必要な対応によっ
て 資料5 のように分類される。主にめまい，
失神，頭痛，吐き気，体温上昇，異常な発汗
や汗が出なくなるといった症状があり，重症
になると意識障害が起こり，最悪の場合，死
20 にいたることもある。

3. 労働・スポーツ時の水分補給

　脱水症状や熱中症は，炎天下だけでなく，汗が蒸散しにく
い湿度の高い環境や夜間・屋内でも起こる可能性がある。高
齢者は体内の水分量が減少しており，のどの渇きにも気づき
25 にくいため，特に気をつける必要がある。水分補給はのどの
渇きを感じる前からのこまめな摂取が望ましい。睡眠や入浴
の前後にコップ1杯の水を飲むなど，水分補給を日常の生活
行為に加えると定期的に摂取できる。

　また，一度に大量の水を摂取するのは，体内のミネラルバ
30 ランスが崩れるので望ましくない。また，水分補給の際は，
ミネラルの補給にも注意が必要である。急いで水分補給した
い場合は，市販のスポーツドリンクや経口補水液などを利用
するのもよい。

資料4　**体内の水分損失率と主な症状**

水分損失率	主な症状
1%	のどの渇き
2%	強いのどの渇き, めまい, 吐き気, 尿量減少
3%	汗が出なくなる, 強い疲労感, 皮膚の紅潮
4%	強い吐き気, 全身脱力
6%	手足のふるえ, 頭痛, 混迷, 体温上昇
8%	呼吸困難, 幻覚, チアノーゼ
20%以上	生命危機

山本孝史「基礎栄養学」による

第4章

資料5　**熱中症の分類**

分類	主な症状	対処方法
I	めまい, 立ちくらみ 筋肉痛, 脚がつる 汗がどんどん出てくる	涼しい風通しのよい場所で安静にし, からだを冷やす。 水分, 塩分, 糖分を補給する。
II	頭痛, 吐き気, おう吐 疲労感, 倦怠感	I度に同じ。 症状が改善しなければ病院へ。
III	意識障害, けいれん 体温上昇	I度に同じ。 すぐに救急車を呼び病院へ。

山本孝史「基礎栄養学」による

TRY
経口補水液のつくり方を調べて，
実際につくって飲んでみよう。

まとめ
●労働・スポーツ時の生理的特徴を理解
　できた。‥‥‥‥‥‥‥‥‥‥‥‥□
●労働・スポーツ時の栄養摂取について
　理解できた。‥‥‥‥‥‥‥‥‥‥□

◇確認問題【穴埋め】 次の（　　　　　）に適する語句や数字を書きなさい。

解答欄

① _____

② _____

③ _____

④ _____

⑤ _____

⑥ _____

⑦ _____

⑧ _____

⑨ _____

⑩ _____

⑪ _____

⑫ _____

⑬ _____

⑭ _____

⑮ _____

⑯ _____

⑰ _____

第1節

1 乳児期は一生のなかで最も成長が著しく，出生時の体重約3kg，身長約50cmから，満1歳には体重約（①）kg，身長約（②）cmまで成長する。

2 生後6か月ごろから（③）期に入り，固形物を主とする食事形態になるのは，生後（④）か月ごろで，（③）食が完了したことになる。

第2節

3 青少年期は身体活動が活発で（⑤）や（⑥）などもあり，骨や筋肉などの身体的発達が著しい。そのため，エネルギー必要量は一生のうちで最も（⑦）。

第3節

4 すべての機能は30歳前後から低下し，消費エネルギー量の減少から体脂肪率が上がり，（⑧）に陥りやすい。

5 40歳以上を対象に特定健康診査・（⑨）を実施し，生活習慣病の注意喚起に力が入れられている。

第4節

6 日本では，高齢者を（⑩）歳以上としている。

7 加齢と共に全般にからだの組織の細胞数，骨量，水分量などが（⑪）して体重は（⑪）する。体脂肪量はあまり変化しないため，相対的に体脂肪率が（⑫）する。

8 高齢期は身体的な問題が現れやすく，（⑬）維持のために運動と食生活への注意がより必要になる。

第5節

9 妊娠初期に多くの妊婦が経験する悪心やおう吐，食欲不振や嗜好の変化などの症状を一般に（⑭）と呼ぶ。

10 妊娠・授乳期の食事摂取基準では，栄養摂取量を，妊娠していない時の食事摂取基準に（⑮）として示している。

第6節

11 私たちのからだには（⑯）が備わっており，生体リズムに合わせて体温や血圧，睡眠や代謝などを無意識のうちにコントロールしている。

12 水分損失の大きい労働やスポーツ時には，脱水症状が現れる前に，（⑰）に気を配る必要がある。

◇**確認問題【一問一答】**　次の説明に当てはまる言葉や数字を答えなさい。

第1節	**解答欄**

第1節

① 乳児の胃はどのような形状か。

② 幼児は消化吸収能力が未発達のため，必要な栄養を3回の食事の
みで摂取することは難しい。何によって不足分を補うとよいか。

第2節

③ 20～30代の最も骨量が高くなる時の値。

④ 神経性食欲不振症や過食症など食にかかわる障害。

第3節

⑤ 肥満や生活習慣病の予防のため，脂肪のエネルギー摂取比率が
全体の何％をこえない範囲が望ましいか。

⑥ アルコールが体内で酢酸に分解される途中で生じる物質。

⑦ アルコールの過剰摂取によって負担が大きくなる臓器。

第4節

⑧ 運動機能障害により要介護になるリスクの高い状態になること。

⑨ 骨量が低下して発症し，簡単な日常動作でも骨折しやすくなる
病気。

⑩ 加齢に伴い血管の硬化が進行して，全身にさまざまな問題が生
じるようになる状態。

第5節

⑪ 母体が妊娠という身体的変化に適応できなくなり，高血圧，た
んぱく尿といった症状が現れる病気。

⑫ コーヒーや茶類に含まれていて，胎児の成長に影響を及ぼすた
め，妊娠期に摂取を控えたほうがよい成分。

第6節

⑬ 1日24時間を単位とする，人の最も基本的な生体リズム。

⑭ 持久系の運動で，試合前にできるだけ多くのグリコーゲンを筋
肉中にため込むために行う食事コントロール。

解答欄

①
②
③
④
⑤
⑥
⑦
⑧
⑨
⑩
⑪
⑫
⑬
⑭

第4章

まとめてみよう

■ スキャモンの発育曲線から，どの年齢でどんな発達の特徴があるか，調べてみよう。

■ 更年期は女性にも男性にも現れるが，どのような症状か調べてみよう。

■ なぜ若い男性に朝食を欠食する人が多いのか，その原因と対策を話しあってみよう。

■ 高齢期の低栄養に注意するため，どのような食事の工夫が必要か，まとめてみよう。

ライフステージごとの献立を考え, 比較してみよう

各ライフステージの特徴をまとめ, 献立を作成して調理してみよう 〈グループワークの例〉

(1) 各ライフステージの特徴をまとめてみよう

　教科書p.90～110を読み, ライフステージの特徴をB4サイズの用紙1枚にまとめてみましょう。教科書の内容に補足したいことがある場合は, 各自で調べ, 工夫してまとめます。

　担当するライフステージは, 班ごとに分けます。以下は, 5班の例です。

　　1班：(乳) 幼児期　　2班：学童期　　3班：青年期　　4班：成人期　　5班：高齢期

```
【　　　　　】期の特徴について                                          名前
●期間：(　　　)歳～(　　　)歳
●生理的・身体的特徴


●食事(食生活)で注意すべき点

```

(2) 食品群別摂取量のめやす (▶p.81) を用いて1日の献立を作成しよう

　(1) で各自がまとめた内容を発表しながら, どんな献立にするか, 班で話しあいましょう。

〈提出物〉
ライフステージの特徴
をまとめた用紙 (B4)
献立表, 実習ノート
調味料調査

〈班ごとに決めること〉
・朝食・昼食・夕食 (幼児期は間食も加える) のうち, どの献立を作成するか。
・材料の準備をだれが担当するか。
・試食する場合, 分量をどうするか。
・調理実習では, だれがどの料理をつくるか。

【　　　　　】の献立　　　名前(　　　　　　　　　　　　　　)

	献立名	第1群		第2群		第3群			第4群		
		乳・乳製品	卵	魚介・肉	豆・豆製品	野菜	いも	くだもの	穀類	油脂	砂糖
食品群別摂取量めやす(1日)											
(1食)											
合計											

●ここがポイント●

調理実習ノート(実習の次の授業までに,まとめて提出すること)

回目			年 組 番 名前		

実習日　年　月　日　献立名

材料	1人分	( )人分	材料	1人分	( )人分

作り方

ポイント	配膳図

感想・反省(文字数が埋まるように,きちんと書くこと)

> 学校で準備できない調味料などは,各班で持参すること

調味料調査

組　番　名前

使用する調味料(献立表に書いてあるものすべて)を書き出してください。
学校側控えにも同じ内容を記入してください。
分量は,教卓から持っていく分量を記入してください。
学校で準備できるものには限りがあります。
準備できないものに関しては,マークをつけてこの用紙を返却します。

調味料名	使用する分量	調味料名	使用する分量	調味料名	使用する分量

	分量(合計)	揚げ物	
和風だし(混同だし)		あり　・　なし	
スープストック			
湯(たん)中華風スープ			

※スープストックは,規定により600mLの水に対し1個のコンソメを溶かしたもの。
※湯(たん)は,水に中華風だしを溶かしたもの。

学校側控え

組　番　名前

調味料名	使用する分量	調味料名	使用する分量	調味料名	使用する分量

	分量(合計)	揚げ物	
和風だし(混同だし)		あり　・　なし	
スープストック			
湯(たん)中華風スープ			

(3) 実際に調理し,完成した料理を配膳して特徴を比較しよう

<幼児期の間食>
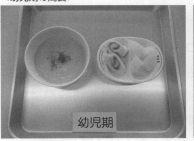
幼児期

<成人期の朝食>
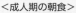
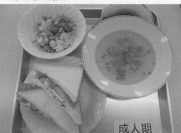
成人期

<高齢期の昼食>

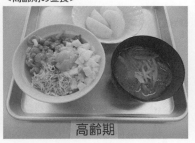
高齢期

 試食が可能であれば,調味濃度(のうど)や食材の大きさ,やわらかさの違いについても考えてみましょう。

(4) 班ごとに模造紙にまとめて発表しよう

●発表のポイント
① ライフステージの特徴をどういかしたか。
② 今回,調理しなかった食事を含(ふく)め,1日の献立作成で工夫したことは何か。
③ 他の班と比較して,特徴といえることは何か。
④ 調理して苦労したこと(材料の準備,切り方,味のつけ方,調理方法など)は何か。
⑤ さらに工夫や改善が必要なことは何か。

第4章

第5章 病態と栄養

第1節 栄養障害

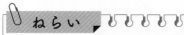

●栄養失調や栄養過多の場合の障害について理解しよう。
●さまざまな病気と栄養とのかかわりについて理解しよう。

1. 病気と栄養障害

病気とは，からだ全体あるいは一部の臓器の機能が何らかの原因によって損なわれ，正常に働かなくなった状態のことである。**栄養障害**は，栄養素の不足または過剰によって起こる病的な状態であり，病気の治療の大きな妨げになる。

2. 栄養素の不足による障害

1. 空腹時におけるからだの変化

栄養素の不足による栄養障害は，飢餓・貧困，偏食・拒食，消化・吸収不良，栄養・食品に関する知識不足によって起こる。豊かな食生活を送っている日本では，食料の不足による栄養障害はほとんど見られないが，ダイエットによる極端な減食による栄養失調，偏食や加工食品の多用などによってある種の栄養素の不足から栄養障害が起こることがある。

空腹時には肝臓や筋肉のグリコーゲンが利用されるが，飢餓状態の時は，まず，**グリコーゲン**がエネルギー源となる。ほぼ１日でグリコーゲンが枯渇すると，次に脂肪組織の**脂肪**が分解されて，**遊離脂肪酸**がエネルギー源となる。さらに，飢餓状態が続くと，筋肉の**たんぱく質**が分解されて**アミノ酸**がエネルギー源となり，筋肉量が減少する。その状態が継続すると，内臓のたんぱく質の減少も起こり，免疫機能が低下し，傷が治りにくくなって，臓器にも障害が見られるようになる。最終的に除脂肪体重❶が30〜40%減少すると死にいたる 資料１ 。

❶除脂肪体重　体重から体脂肪の重量を除いた値。

資料１　飢餓時の体組成の消費

栄養不足なし
[除脂肪体重 100%]

栄養摂取不良

①肝臓・筋肉のグリコーゲン（ほぼ１日で枯渇）

②脂肪の分解→遊離脂肪酸の酸化→皮下脂肪の喪失

③たんぱく質の分解→アミノ酸

・筋肉のたんぱく質の分解 → エネルギー源 → 筋肉量の減少
　　　↓
・内臓のたんぱく質の減少 → 免疫機能低下，臓器障害

死亡
[除脂肪体重　30〜40%減少]

2. 摂取エネルギーの不足による栄養障害

　摂取エネルギーが不足すると，脂肪組織の脂肪がエネルギー源として使われるだけでなく，筋肉のたんぱく質も消費され，脂肪組織がほとんどない著しい**やせ**になる。不十分
5 な栄養摂取に起因するエネルギー不足により生じる**マラスムス❷**は，からだに備蓄されたエネルギーとたんぱく質がいずれも枯渇している状態である。開発途上国では，飢餓による摂取エネルギーの不足により，マラスムスの乳幼児が多く見られる。

10 　日本では，摂取エネルギーの不足は，肉体的・精神的原因による拒食・少食，消化器の病気，代謝異常によって生じることが多い。近年，若い女性で**神経性食欲不振症**による栄養
▶p.95
障害が増えている。これは，やせに起因する病気がないにもかかわらず，食べる量を極端に少なくし，低体重を維持しよ
15 うとするために著しいやせが見られる症状である。このような状態が続くと空腹を感じにくくなり，無月経，抑うつ状態，骨量減少が生じる。さらに持続すると，不整脈，低血糖により死の危険性が高まる。神経性食欲不振症は心理的な要因が大きいので，極度な体重減少による生命の危険性を理解させ，
20 長期的に効果を見ていくことが必要である。

3. たんぱく質の不足による栄養障害

　エネルギーが足りていても，たんぱく質が極度に不足することによって，**クワシオルコル❸**といわれる症状になる。クワシオルコルでは，からだと精神の発育が停滞し，感染症に
25 もかかりやすくなる。また血漿アルブミンが減少し，血液の浸透圧が低下するため，血液の水分が血管外に出やすく，**浮腫❹**や**腹水❺**が見られる。たんぱく質の減少により，毛髪の退色や皮膚炎なども見られる。アフリカなどの熱帯地方では，エネルギー源としては十分であるがたんぱく質の少ない，い
30 も類のような食品を与えられることが多いため，クワシオルコルの症状のある小児が多い。たんぱく質がからだをつくる材料として効率よく利用されるためには，同時に十分なエネルギーも摂取する必要がある。また，必須アミノ酸を十分含んだ，良質なたんぱく質を摂取することが不可欠となる。

❷**マラスムス**　エネルギーとたんぱく質の不足による栄養失調症で，体重の著しい減少が見られる。

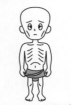

マラスムスの子ども

❸**クワシオルコル**　極度のたんぱく質欠乏のために起こる急性の栄養不良。

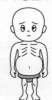

クワシオルコルの子ども

❹**浮腫**　一般に「むくみ」と呼ばれる。皮下組織に水がたまった状態。外見上はれているが痛みはない。

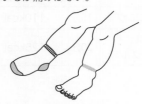

❺**腹水**　臓器を含む腹膜内の腹腔と呼ばれる隙間に水がたまった状態。

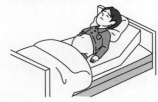

3. 栄養素の過剰による障害

1. エネルギーの過剰（肥満）

過食や運動不足などにより，BMIが25以上になった状態を**肥満**という。肥満には，特定の病気によって生じる症候性肥満と，肥満を生じる病気が不明で，主に過食や運動不足，遺伝的因子が原因で生じる単純性肥満がある。肥満の9割以上が単純性肥満である。過剰に摂取したエネルギーは中性脂肪として脂肪組織に蓄積され，肥大化した脂肪細胞が増加する。この状態が長期にわたって続くと，糖尿病や高血圧症，脂質異常症などを発症する危険性が高まる。このような肥大化した脂肪細胞は内臓の周りに多く蓄積している。

内臓の周りに脂肪がたまる**内臓脂肪型肥満**と**高血糖，高血圧，脂質異常**の3項目のうち2つ以上を合わせ持った状態を**メタボリックシンドローム❶**という 資料2 。メタボリックシンドロームでは，心疾患や脳卒中の原因である動脈硬化が進行することが知られている。このように，肥満は生活習慣病をもたらす大きな要因であり，その予防や治療には食事と運動が重要である 資料3 資料4 。

❶**メタボリックシンドローム** 内臓脂肪症候群ともいう。

資料4 運動で消費するエネルギー量

運動の種類	運動時間	消費エネルギー量（体重60kg）
速歩	10分	30kcal
水泳	10分	75kcal
軽いジョギング	30分	155kcal
ランニング	15分	110kcal
テニス（シングルス）	20分	125kcal

資料2 メタボリックシンドロームの診断基準

腹囲
男性 85cm 以上
女性 90cm 以上
※内臓脂肪面積
100cm² 以上
相当

＋

3項目のうち2つ以上

脂質異常
中性脂肪　150mg/dL 以上
かつ / または
HDL コレステロール　40mg/dL 未満

高血圧
収縮期血圧　130mmHg 以上
かつ / または
拡張期血圧　85mmHg 以上

高血糖
空腹時血糖　110mg/dL 以上

❷標準体重＝〔身長（m）〕² × 22

TRY
あなたの標準体重をBMIの観点で調べてみよう。

資料3 肥満への対策
1. 自分の標準体重❷に応じた適正なエネルギー量を摂取する。
2. 一度に多食することは避け，3食を均等に摂取する。
3. 早食いは避け，ゆっくり噛んで食べる。
4. たんぱく質，ミネラル，ビタミン類が不足しないようにする。
5. 食物繊維を多くとるようにする。
6. 運動量を増やすように心がける。

2. 食塩の過剰摂取（高血圧症）

　血圧は，食塩の過剰摂取やストレス，肥満などによって高くなる。**高血圧**❸症には，特定の原因がはっきりしない**本態性高血圧**（全体の90〜95％）と，高血圧をもたらす基礎疾患がある**二次性高血圧**❹がある。高血圧症は，初期には無症状の場合が多いが，頭痛，めまい，耳鳴り，肩こり，手足のしびれ感をきたす。また，さまざまな合併症も伴い，動悸，息切れ，浮腫などが見られることがある。

　高血圧症は，遺伝的な因子に生活環境因子が加わって発症することが多い。血圧を上昇させる環境因子で最も関連性が高いのは，食塩の過剰摂取と体重増加である。食塩の過剰摂取は，血漿量を増加させると共に交感神経の緊張を高めるため，血圧を上げる。また，本態性高血圧の約50％以上は**食塩感受性高血圧**❺であることから，食塩制限により血圧を下げる効果が現れやすい。食塩に対する感受性は，高齢者，女性，高血圧症の家族歴がある人で高いことが指摘されている 資料5 。

　また，体重が増えると体液量も増えて血圧が上がる。体重が1kg増加すると，血圧は1〜2mmHg上昇するといわれている。したがって，高血圧症の治療は，薬物療法だけでなく，食事療法や運動療法などの非薬物療法をうまく組み合わせて行うことが重要である 資料6 。高血圧の食事では，血圧を下げる作用が期待されるカリウムや食物繊維などの摂取が勧められる。

❸**高血圧**　日本高血圧学会では，収縮期血圧が140mmHg以上または拡張期血圧が90mmHg以上の状態を高血圧としている。

❹**二次性高血圧**　高血圧をもたらす基礎疾患には，腎疾患，内分泌疾患，神経疾患などがある。

❺**食塩感受性高血圧**　食塩に敏感に反応して誘発される高血圧。

資料5　**食塩感受性高血圧の臨床的特徴**

食塩感受性因子	食塩感受性	
	大	小
年齢	高齢者	若年者
性別	女性	男性
人種	黒人	白人
高血圧の家族歴	あり	なし
肥満	肥満者	非肥満者
腎機能	低下	正常

藤田敏郎「食塩と高血圧」を一部修正。

TRY

高血圧症にかかわる生活環境因子にはどのようなものがあるか，調べてみよう。

資料6　**高血圧への対策**

1. 食塩の摂取量は，1日6g未満とする。
2. 野菜やくだもの*を積極的にとる。
3. 肉類のとりすぎに気をつけ，魚の摂取を心がけるようにする。
4. 有酸素運動を中心に，毎日30分以上を目標に定期的に運動を行う。
5. アルコールを控える。
6. 禁煙する。

*糖分の多いくだものの過剰な摂取は，肥満や糖尿病などでカロリー制限が必要な人には勧められない。

まとめ

●栄養失調や栄養過多の場合の障害について理解できた。...............□
●病気と栄養とのかかわりについて理解できた。...............□

第 2 節 病態時の栄養

ねらい
- 病態時の栄養について理解しよう。
- さまざまな疾患と栄養とのかかわりについて理解しよう。

1. 代謝性疾患と栄養

代謝性疾患は，症状が全身の組織や臓器に及び，ホルモンの分泌異常や物質の代謝異常によって起こる疾患である。

1. 糖尿病

糖尿病は，**インスリン**の分泌低下や作用不足によって，血 ▶p.15 中のぶどう糖が利用できずに増加することで，高血糖をもたらし，それに伴う代謝異常が見られる疾患である。高血糖が長期間持続すると，網膜症や腎臓病，神経障害などの合併症が見られる。糖尿病はすい臓からのインスリンの分泌不全が 10 原因で生じる**1型糖尿病**と，組織におけるインスリン作用の低下と分泌不足の両者によって生じる**2型糖尿病**がある。2型糖尿病は，遺伝的素因に過食，運動不足，肥満，ストレスなどの環境因子が加わることで発症する。したがって，2型糖尿病の治療は，**食事療法と運動療法**が基本となっている 15

資料1 。

TRY
糖尿病に対する食事方針を参考に，献立を考えてみよう。

> **資料1** 糖尿病に対する食事方針
> 1. 自分の標準体重に応じた適正なエネルギー量を摂取する。
> 2. 糖質，脂質，たんぱく質のバランスをとる。
> 3. 食事は，3食を均等に，規則正しくとる。
> 4. 食物繊維は1日20g以上を目標に摂取する。

2. 痛風

痛風は，**プリン体**を含む動物性たんぱく質を継続的に多量に摂取することにより，**尿酸❶**の産生が亢進したり，腎臓からの尿酸の排泄が減少したりすることによって，血液中の尿酸 20 が異常に増加し，それが結晶化して激しい関節炎を伴う病気である。痛風では，足の親指のつけ根の関節が急にはれて激痛が起こることがある。また，関節以外に腎臓などにも尿酸が沈着し，腎機能が低下したり，**尿路結石❷**を生じたりする。

痛風は，中年の肥満男性に多く見られる。痛風予防のため 25 に，多量の飲酒やプリン体を多く含む食品❸の摂取を控えるようにする。

❶**尿酸** 核酸の成分であるプリン体の最終代謝産物のひとつで，尿中に排泄される。水にとけにくく，体内で多量に産生されると血液で飽和し，組織内に蓄積し，結晶化する。

❷**尿路結石** 腎臓から尿道までの尿路に結石が生じる疾患。腰背部などの激しい痛みの他に，吐き気やおう吐を伴うことがある。

❸**プリン体を多く含む食品** プリン体はレバー，煮干し，かつお，えび，しらこなどの食肉，魚に多く含まれる。卵，乳製品には少ない。

2. 循環器の疾患と栄養

　循環器は，ポンプの役割を持つ心臓と，血液の通り道である動脈，毛細血管，静脈からなる。循環器の疾患には，**心疾患と脳血管疾患（脳卒中）**がある。日本人の心疾患の多くは，虚血性心疾患（狭心症，心筋梗塞）で，主として冠状動脈❹の硬化によって引き起こされる。

1. 高血圧症

　血圧は，心臓から血液が送り出される動脈内の圧力のことである。血圧の調整は，心臓の収縮力や，自律神経❺系，ホルモン❻などによって行われている。

　高血圧症の治療は，まず食事療法と運動療法を行い，それでも血圧が下がらない場合は薬物治療を行う。日本人は食塩に対する感受性が高いことから，高血圧の原因は食塩の過剰摂取によるものが多い。近年は肥満に伴う高血圧も増加している。
▶p.123
したがって，高血圧症の食事療法は，まず食塩制限と，適正体重を維持するためにエネルギー量を制限することである。

2. 脂質異常症

　脂質異常症は，血液中の脂質のうちLDLコレステロール，中性脂肪（トリグリセリド），HDLコレステロールのいずれか1つ以上が異常値を示す疾患である。脂質異常の状態が続くと，血管壁に**プラーク**❼ができ，これが壊れることにより，血栓が形成され，狭窄（血管が狭くなる）や閉塞（血管がふさがる）が見られるようになる。その結果，狭心症や心筋梗塞，脳梗塞を発症する。

　脂質異常症では，どの脂質が異常であるかによって食事療法が異なる。高LDLコレステロール血症では，飽和脂肪酸やコレステロールの摂取を制限する。高トリグリセリド血症では，糖質由来のエネルギーをやや低めにし，アルコールの過剰摂取を制限する。また，魚に多く含まれる**n‐3系脂肪酸**（多価不飽和脂肪酸）は中性脂肪の合成を抑えるはたらきがあるので，n-3系脂肪酸の摂取を増やすとよい。

❹**冠状動脈**　心臓のはたらきに必要な血液，酸素，栄養などを送り出している動脈。

❺**自律神経**　自律神経は，交感神経と副交感神経に分けられる。交感神経が刺激されると血管が収縮し，血圧が上昇する。また，カテコラミンの分泌も促進され，心拍出量が増加し，血圧が上昇する。

❻**ホルモン**　腎臓から分泌されるレニンというたんぱく質分解酵素によって，アンジオテンシンⅡという血管収縮と血液量増加作用を持つホルモンが分泌されて血圧が上昇する。

❼**プラーク**　血管が障害を受けることで，血管壁のなかに形成されるかゆ状物。

第5章

3. 動脈硬化

動脈硬化は，高血圧や脂質異常症などにより血管が損傷を受け，血管が肥厚したり，かたくなったりすることである。動脈硬化を起こした血管壁ではコレステロールが沈着して，血管が狭くなり，詰まることによって血流が遮断あるいは低下する。その結果，各所に虚血状態❶を起こし，心臓の冠状動脈では心筋梗塞や狭心症，脳動脈では脳梗塞などの原因となる。

動脈硬化は，加齢に伴って進行する。動脈硬化の危険因子は，遺伝要因の他に食事や運動，喫煙，飲酒，ストレスなどの生活習慣が深くかかわっている 資料2 資料3 。

❶**虚血状態** 臓器や組織に注入する血液の量が，必要量に比べ，著しく減少した状態。

TRY
動脈硬化予防のための食事方針を参考に，献立を考えてみよう。

資料3 **動脈硬化予防のための食事方針**
1. エネルギーの過剰摂取に注意する。
2. 脂肪エネルギー比を制限し，コレステロールの多い食品を控える。
3. 肉類のとりすぎに気をつけ，魚の摂取を心がけるようにする。
4. 食塩を制限する。

資料2 **動脈硬化の危険因子**

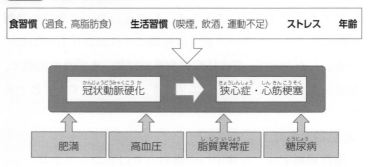

4. 虚血性心疾患

心臓の冠状動脈の硬化により，心臓の血管内が狭くなったり詰まったりすると心筋への血流が不足し，心筋に虚血が生じる。これを**虚血性心疾患**といい，心筋の虚血が一過性で可逆性があるものを**狭心症**，不可逆性で心筋の細胞が壊死に陥ったものを**心筋梗塞**という。狭心症の痛みの持続時間は短く，長くても15分以内である。

虚血性心疾患は動脈硬化が主な原因となっているので，動脈硬化予防のための食事方針にもとづいて食事療法を行う。

3. 血液その他の疾患と栄養

1. 鉄欠乏性貧血

　貧血は，血液中の赤血球あるいは**ヘモグロビン**量が減少し，組織が必要とする十分な酸素が得られなくなった状態をいう。貧血は赤血球の産生障害，破壊の増加，出血が主な要因である。赤血球やヘモグロビンの産生量は，鉄やビタミンB_{12}，葉酸，たんぱく質などの造血因子の不足によって低下する。日常で起こる貧血の大部分は**鉄欠乏性貧血**である。

　動物性食品に多く含まれるヘム鉄（獣鳥魚肉，肝臓に含まれる鉄の40％）は，植物性食品や乳製品などに含まれる非ヘム鉄に比べて吸収率がよい。また，動物性たんぱく質やビタミンＣは鉄の吸収を促進する 資料4 が，お茶に含まれるタンニンや食物繊維などは鉄の吸収を抑制する。

資料4　貧血に対する食事方針

1. 鉄を多く含む食品を摂取する。吸収率のよい鉄を多く含む肉や魚からの補給が効果的である。
2. 鉄の吸収をよくするビタミンＣを摂取する。
3. 造血に必要なビタミン，ミネラルを補給する。

2. アレルギー

　免疫反応が，有害な病原体に対してではなく，本来無害な食物や花粉などに対して過敏になり，病的症状を起こすのが**アレルギー**である。アレルギー反応が起こるからだの部位や**抗原**[2]（アレルゲン）の種類はさまざまである。

　食物アレルギーは，ある特定の食品のたんぱく質が抗原（アレルゲン）となり，出現する症状である。体内に侵入した食物アレルゲンが異物と認識されると，それを排除するためにIgE抗体がつくられ，肥満細胞と結合する。その後，再び抗原が侵入し，IgE抗体と結合すると肥満細胞からヒスタミン[3]やロイコトリエン[4]などが放出され，アレルギー症状が引き起こされる 資料5 。食後数分から数十分の間に悪心，おう吐，腹痛，下痢などの消化器症状が現れたり，じんましんなどの皮膚症状やぜん息などの呼吸器症状が現れたりする。

──────────

TRY　鉄を多く含む食品にはどのようなものがあるか，調べてみよう。

第5章

❷抗原・抗体　生体には，外からの異物（たんぱく質でできたもの）に対して抵抗性を獲得し，排除するしくみがある。この異物が抗原であり，その異物を認識する物質が抗体である。

❸ヒスタミン　かゆみを起こしたり，くしゃみや鼻水を生じさせたりする物質。必須アミノ酸であるヒスチジンからつくられる。

❹ロイコトリエン　気管支を収縮させたり，鼻づまりを起こしたりする物質。アラキドン酸という脂肪酸からつくられる。

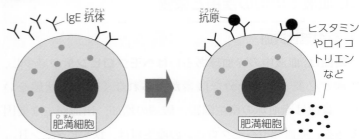

抗原の侵入により, IgE 抗体がつくられ肥満細胞と結合する。

再び抗原が侵入すると, 抗原は IgE 抗体と結合し, ヒスタミンやロイコトリエンなどの化学伝達物質が分泌される。
↓
皮膚症状, 呼吸器症状, 消化器症状などが現れる。

❶アナフィラキシー　全身性の急性アレルギー反応で, 急激な症状悪化から死にいたることもある。初期症状は口唇のしびれ, 吐き気, じんましんなどで, 中程度では, めまい, おう吐, 血圧低下, 意識障害などが見られる。

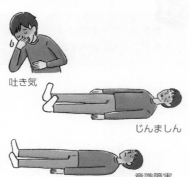

吐き気

じんましん

意識障害

❷エピペン　アナフィラキシーの症状を一時的に緩和させる補助治療剤。

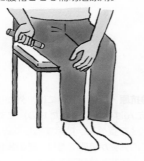

アレルギー症状がさらに重症化すると, 血圧低下や呼吸困難など生命にかかわる急激な全身性のアレルギー反応（アナフィラキシー❶ショック）を起こす場合がある。また, 原因食品を摂取しただけでは起こらないが, 食物摂取後に運動を行った時, ショック症状を引き起こす食物依存性運動誘発アナフィラキシー症状もある。アナフィラキシーの症状が見られた時の補助治療薬としてアドレナリンキット（商品名：エピペン❷）がある。エピペンは, アドレナリンを自己注射するための薬剤で, すべてのアナフィラキシーの症状をやわらげる作用がある。

卵, 牛乳, 小麦は3大アレルゲンといわれるが, 近年, 木の実類（くるみなど）が原因で生じる食物アレルギーが増えている。アレルギーの表示義務がある食品は, 資料6 のとおりである。食物アレルギーは, 消化機能の未熟な乳幼児に多いが, 卵や乳製品などは成長と共に症状がなくなることが多い。アレルゲンはたんぱく質であることから, 食品によっては加熱することでたんぱく質を変性させ, 症状を予防できる。食物アレルギーの場合, 原因と食品を見つけてその食品を摂取しないことが基本である。しかし, たんぱく質は成長において必要な栄養素であることから, 原因となる食品を特定し, 成長を妨げないように注意を払いながら, 代替食品を用いるなどして適切な食事をとることが重要である。

資料6　アレルギー表示を必要とする特定原材料

義務	えび, かに, くるみ, 小麦, そば, 卵, 乳, 落花生（ピーナッツ）
推奨	アーモンド, あわび, いか, いくら, オレンジ, カシューナッツ, キウイフルーツ, 牛肉, ごま, さけ, さば, 大豆, 鶏肉, バナナ, 豚肉, マカダミアナッツ, もも, やまいも, りんご, ゼラチン

4. 肝臓・すい臓の疾患と栄養

1. 肝臓とすい臓のはたらき 資料7

　肝臓は，糖質やたんぱく質，脂質をはじめとする物質代謝において中心的な役割を果たしており，吸収した栄養素を利用できるように処理している。**すい臓**は消化酵素を分泌する他，血糖の調節を行う**インスリン**と**グルカゴン**などのホルモンを分泌している臓器である。▶p.15 これらの臓器に障害を生じると，代謝に異常が起こり，栄養状態に影響が出る。

2. 肝臓病

　肝臓病の特徴的な症状として**黄疸**❸が現れることがある。日本では，ウイルス性肝炎が80%を占める。肝炎は慢性化すると治療が難しくなり，**肝硬変**に移行することが多い。肝硬変になると，肝臓がかたくなり，最終的には肝臓が機能しなくなる。アルコール消費量と肝硬変による死亡率との間には，密接な関係が見られる 資料8 。近年，アルコールを飲まない人の脂肪肝から発症する非アルコール性脂肪肝炎（NASH）の患者が増加しており，NASHから肝硬変を発症する人が増えている。

3. すい臓の病気

　すい炎は，腹部の激しい痛みや発熱を伴う病気である。その原因としては，アルコールの多量摂取が6割以上を占めている。すい炎の食事の原則は，脂肪制限と禁酒である。発症時は短期間絶食をして，脂肪を極力抑え，回復期は低脂質，低残渣❹の食事で，良質のたんぱく質をとるようにする。また刺激の強い食品の摂取も控える。この時に，脂溶性ビタミンの摂取が不足しないように注意する。すい臓の障害で，インスリンなどの分泌能力も低下することから，高血糖に対しては糖尿病の食事療法を基本に管理する。▶p.134

資料7　肝臓とすい臓

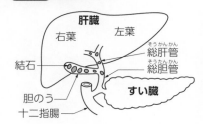

肝臓
右葉　左葉
総肝管
総胆管
結石
胆のう
すい臓
十二指腸

❸黄疸　血液中に胆汁色素のビリルビンが増加した状態。みかんなどの食べすぎにより手のひらなどが黄色になるのは柑皮症と呼ばれる。カロテノイド色素が沈着したためで，黄疸ではない。

第5章

資料8　肝臓病に対する食事方針
1. 高エネルギー，高たんぱく質食とする。
2. 抗酸化物質であるビタミンCやビタミンEを摂取するようにする。
3. アルコール飲料は，原則として摂取しない。

❹残渣　人の消化酵素によって消化されない，食物に含まれている難消化成分のこと。食物繊維をさす。

5. 腎臓の疾患と栄養

1. 腎臓病

腎臓は血液中の老廃物を尿中に排出したり，体内の水分や電解質量を調節したりすることによって，体内の内部環境を一定に保っている。腎臓病になると，腎臓の糸球体のろ過性が高くなり，尿中にたんぱく質が排出される。腎機能が著しく悪化すると，尿中に排出されるべき老廃物（窒素化合物）がたまり，尿毒症❶が見られるようになる。腎臓病では，病気の種類と程度によって，それぞれ適切な食事療法が必要である。

2. 慢性腎臓病

慢性腎臓病は腎機能が低下するか，もしくは尿たんぱくがあるといった腎臓の障害が疑われる所見が慢性的に持続する状態である。慢性腎臓病が悪化すると，腎機能が著しく低下し，老廃物を十分に排出できなくなり腎不全が生じる。浮腫や消化器症状，貧血などが見られ，さらに重症化すると尿毒症が見られるようになることから，透析❷が必要になる。透析を開始すると，たんぱく質の制限は緩和されるが，カリウムやリン，水分制限を行う必要がある。

慢性腎臓病の食事では，十分なエネルギーを摂取すると共に，たんぱく質の制限を行う。一方で，たんぱく質を制限すると，エネルギー不足に陥りやすいことから注意が必要である。たんぱく質を含まない砂糖や油脂をうまく利用してエネルギーを効率よく摂取する必要がある。また，浮腫や高血圧の改善のため，食塩は3〜6gに制限する。慢性腎臓病が進行すると，電解質異常により高カリウム血症が生じることから，カリウム制限を行う必要がある。カリウムが多いくだものや野菜，いも，豆類などは，水にさらしたり，ゆでたりすることで摂取するカリウムを減らすことができる 資料9 。

❶尿毒症　腎臓の機能が10％以下になると現れる。中毒症状を起こし，呼吸困難や知覚異常，思考力の低下など，全身性の症状が見られる。主に尿素などの窒素化合物の濃度上昇により起こる。

❷透析　腎臓の機能の著しい低下による尿毒症を防ぐために，人工的に体内の老廃物を除去し，電解質や水分量のバランスを調節し，浄化された血液を体内に戻す方法。

TRY
食塩を制限しても料理がおいしく感じる工夫にはどのようなものがあるか，調べてみよう。

資料9　腎臓病に対する食事方針
1．腎機能が低下し，血液中の窒素化合物が増加している時は，たんぱく質を制限する。
2．食塩を制限する。
3．体内のたんぱく質の分解を防ぐため，エネルギーを十分摂取する。

6. 消化管の疾患と栄養

1. 胃潰瘍・十二指腸潰瘍

　胃液が消化管壁を消化することによって起こる消化管壁の組織の欠損を，部位により**胃潰瘍**または**十二指腸潰瘍**という。
5 主な原因として，**ヘリコバクター・ピロリ菌❸**の感染，非ステロイド性抗炎症薬❹の副作用などによる粘膜の欠損，胃酸などの攻撃因子と粘膜を保護する防御因子のバランスの乱れが考えられている。食事療法としては，胃への刺激を避けて胃酸の分泌を抑えるような食事をすることである。

2. 炎症性腸疾患
10

　炎症性腸疾患の代表的な疾患は**クローン病**と**潰瘍性大腸炎**である。クローン病の病変は，消化管のあらゆる部位に起こり，潰瘍性大腸炎は大腸の粘膜に潰瘍やびらん（ただれ）が見られる。クローン病は小腸が障害され，消化吸収障害を伴
15 い栄養不良を生じることから，低脂質・低残渣の食事とし，成分栄養剤❺による栄養療法を行う場合が多い。また，両疾患とも消耗性疾患❻であることから，十分なエネルギー量を確保する必要がある。

3. 便秘

20 　数日に1回しか排便がない場合を**便秘**という。便秘には，大腸のぜん動運動の減弱によって生じる弛緩性便秘と，腸管の緊張や運動が異常に高まり，便の移動が十分に行われないことで生じるけいれん性便秘がある。弛緩性便秘では，腸のぜん動運動が低下しているため，食物繊維を増やし，適度に
25 催便性食品❼を摂取し，十分な水分をとる。けいれん性便秘では，腸管の緊張を抑えるため刺激の少ない食事にし，腸内環境を改善する水溶性食物繊維❽の摂取を勧める。

4. 下痢

　腸管における水分吸収の低下によって，便中の水分が80%
30 以上と多くなり，液状の便を排泄する症状を**下痢**という。下痢の原因には，細菌性のものや腸壁の炎症などさまざまである。水分やミネラルの不足を起こし，脱水や電解質異常をきたすことから，水分や電解質，ビタミン類を補給する必要がある。

❸**ヘリコバクター・ピロリ菌**　高い酸性下にある胃のなかでも生息できる細菌で，胃粘膜の障害をきたす。

❹**非ステロイド性抗炎症薬**　鎮痛作用，抗炎症作用を有する薬剤。プロスタグランジン（PG）の合成を阻害してその効果を示すが，PGには粘膜保護作用があるため，薬剤の合成阻害により粘膜障害が見られる。

❺**成分栄養剤**　消化をほとんど必要としない成分で構成された経腸栄養剤。窒素源は合成アミノ酸，糖質はデキストリンから構成されており，脂質量はきわめて少ない。

❻**消耗性疾患**　エネルギー消費量が上昇する疾患。

❼**催便性食品**　適度な香辛料や脂質の摂取は腸管のぜん動運動を刺激する。また，腸管内で発酵しガスを発生しやすい豆類やいも類なども有効である。

❽**水溶性食物繊維**　糖質やコレステロールの吸収を抑えるはたらきや腸内細菌に作用して腸内環境を整える作用がある。海藻類や野菜・くだもの類に多く含まれる。野菜・くだものに含まれるペクチンは代表的である。

まとめ

●病態時の栄養について理解できた。........□

●さまざまな疾患と栄養とのかかわりについて理解できた。.................□

第3節 食事療法

ねらい

- 病気治療時における食事療法について理解しよう。
- 食品交換表や治療用特殊食品の活用方法を理解しよう。

1. 食事療法の基本

1. 食事療法とは

　食事療法の目的は，医薬による治療とあわせて，病人の体力を高め，疾病に対する抵抗力を養って，健康の回復を効果的に行うことである。また，食生活の影響を強く受ける病気については，食事に気をつけることによって，病気の予防，症状の改善，再発防止をはかることができる。よい食事療法を実施するためには，病気の本質をよく理解し，栄養素の消化・吸収・代謝・排泄のしくみを知ることが必要である。病気の種類や症状，治療に用いる薬などによって，摂取する栄養素の量や食品の選択，食物の形態，調理法・食べ方などが異なるので，個人の病態に応じた食事療法を行う。

　病院の治療食は，一般治療食と特別治療食に分類される。**一般治療食**は，特に栄養素の制限はないが，食形態により常食，軟食❶，流動食に分類され，主菜や副菜も主食の形態に合わせた調理法となる 資料1 。流動食は，流動形状で水分が多く，食物繊維や刺激が少なく消化・吸収がよい食事，軟食は，食事形態が半流動体で，刺激の少ない食事のことである。食事の形態は，身体状況（疾病，そしゃく・嚥下，消化・吸収など）に応じて選択される。

❶**軟食**　全がゆ，七分がゆ，五分がゆ，三分がゆなど。

資料1　一般治療食の調理例

	主食的なもの		おかずその他					適用する症状および留意点
	かゆ	その他	卵	魚	肉	野菜	その他	
半流動食（軟食）	全がゆ	うどん パン マカロニ	オムレツ 卵焼き	焼き魚 煮魚	ひき肉料理 ソーセージ	一般料理（特に不消化なものを除く）	ふつうのくだものやケーキ類	食欲や消化能力が不安定な時期に与える。 症状の回復に伴ってかゆの濃度を増す。 副食は広範囲の食品を選び，栄養素のかたよりがないようにする。 副食のかたさは，主食のかたさをめやすとする。
	七分がゆ	やわらかいうどん パン オートミール	オムレツ 目玉焼き	焼き魚 煮魚	ひき肉 （脂肪の少ないところ）	やわらかく煮たもの	ふつうのくだものやクッキー	
	五分がゆ	やわらかいうどん パン	プレーンオムレツ 茶わん蒸し プディング	白身煮魚 さし身 （湯引き）	鶏ひき肉 （脂肪の少ないところ）	やわらかく煮たもの	煮たくだもの カステラ・ババロア	
	三分がゆ	くずねり	卵豆腐 プディング	白身魚のほぐし煮 はんぺん	—	裏ごしまたはつぶしたもの	豆腐・ブラマンジェ	
流動食	おもゆ	くず湯	スープ・牛乳・卵黄・果汁・アイスクリーム・ゼリーなど					（下記の注記）

注：流動食は，高熱時，消化器疾患の急性期，手術直後などに与える。水分の補給が主な目的で，エネルギーや栄養素の補給源としての期待は少ない。なるべく短期間にとどめる。

特別治療食は，疾患別の特徴や栄養的な制約のなかで，臓器の修復に必要な栄養素を積極的に補い，治療の手段として用いられる食事である。治療の一貫として提供される食事であることから，薬剤と共に重要な位置づけがされている。特別治療食は，疾患・病態別分類と栄養成分別分類に大きく分けられる　資料2 。**疾患・病態別分類**には，糖尿病食，腎臓病食，肝臓病食，すい臓病食などがある。**栄養成分別分類**は，食事療法の方針に共通性のある疾患をまとめたもので，①エネルギーコントロール食（肥満症食，糖尿病食，高血圧症食，脂質異常症食，脂肪肝・慢性肝炎食など），②たんぱく質コントロール食（慢性腎臓病食，腎不全食など），③脂質コントロール食（すい炎食，胆石症食など）などを基本に分類される。

❷**脂質コントロール食の質**　脂質コントロール食は，摂取量だけでなく，摂取する脂質の「質」もコントロールしているものがある。動脈硬化症ではコレステロールの摂取を制限し，飽和脂肪酸：一価不飽和脂肪酸：多価不飽和脂肪酸＝3：4：3としている。

資料2 　**特別治療食の疾患・病態別分類と栄養成分別分類による管理の関係**

		栄養成分別分類					留意点
		エネルギーコントロール食	脂質コントロール食		たんぱく質コントロール食		
		減少	減少	質❷	増加	減少	
疾患・病態別分類	糖尿病	○					
	高血圧症	○					食塩制限，カリウム付加
	動脈硬化	○	○	○			食塩制限
	心疾患	○	○				食塩制限
	慢性肝炎	○			○		
	すい炎		○				食塩制限
	腎臓病					○	高カリウム，高リン血症の場合はカリウム，リンを制限　食塩制限

2. 栄養補給法

　消化・吸収などの能力が低下した時は，各栄養素を供給するための適正な**栄養補給法**を行う必要がある。栄養補給法には，**経口補給法**，チューブを通して流動食（栄養剤）　資料4 　▶p.134 を直接消化管に投与する**経腸栄養法**（経鼻経管法・ろう管法）　資料3 ，栄養素を静脈に注入する**経静脈栄養法**がある。経腸栄養法は，経口摂取はできないが胃腸が機能している場合に用いる。経口摂取ができない場合や，経口摂取だけでは体内の水分や栄養素を十分に確保できない時は経静脈栄養法を用いる。

資料3 　**ろう管法（胃ろう）**

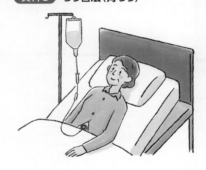

経腸栄養法で用いる流動食（栄養剤）の特徴

		天然濃厚流動食	半消化態栄養剤	消化態栄養剤
3大栄養素	窒素源	たんぱく質	たんぱく質	アミノ酸,ペプチド
	炭水化物	でんぷん	デキストリン	デキストリン
	脂質	多い	やや少ない	きわめて少ない
その他の栄養成分		十分	不十分	不十分
繊維成分		あり	なし(添加された製品有)	なし
味・香り		良好	比較的良好	よくない
消化管による消化		一部必要	多少必要	不要
投与部位		経口, 鼻腔→胃	経口, 鼻腔→胃, 小腸	上部小腸
溶解性		よくない	多少必要	良好
残渣		多い	少ない	きわめて少ない
浸透圧(mOsm/L)		200〜500	240〜600	500〜900

本田佳子「栄養食事療法の実習　第9版」による

3. 食品交換表

　糖尿病や腎臓病では，食事療法が治療のうえで重要な役割を果たしており，食事療法を長期間もしくは生涯にわたり継続する必要がある。そのため，限られた条件のなかで，好みに応じてかつ簡単に自由に食事の献立が作成できるように**食品交換表❶**が用いられる。なお，食品交換表は日本人の伝統的な食文化を基本として，実際の食事に合わせてつくられたものである。

　糖尿病の場合は，エネルギー管理が食事療法の基本である。糖尿病の食品交換表では，含まれている栄養素の特徴から，食品を大きく4群に分類し，さらに表1から表6に分類している 資料5 。調味料も，エネルギーを含んでいるものは別表に示されている。さらに，各食品については，1単位を80kcalとし，1単位に相当する重量（g）が示されている。指示されたエネルギー量が1,600kcalの場合，1日の指示単位は20単位となり，3食の単位はなるべく均等に配分するようにする 資料6 。

　食品交換表を利用するにあたっては，同じ表の食品同士は交換できるが，異なる表の食品とは交換できないことに注意する。たとえば，表3の食品である肉は，魚に交換することはできるが，表4の食品である牛乳に交換することはできない。

❶**食品交換表**　患者が食事療法を理解し継続できるようにする目的で，食品に含まれるエネルギーやたんぱく質を，一定量あたり1単位として換算したものである。

TRY
糖尿病の患者の献立を，糖尿病食品交換表を参考に20単位で考えてみよう。

資料5　糖尿病の食品交換表の食品分類表

食品の分類	食品交換表	食品の種類
Ⅰ群	炭水化物を多く含む食品	表1	穀物, いも, 炭水化物の多い野菜と種実, 豆類(大豆を除く)
		表2	くだもの
Ⅱ群	たんぱく質を多く含む食品	表3	魚介, 大豆とその製品, 卵, チーズ, 肉
		表4	牛乳と乳製品(チーズを除く)
Ⅲ群	脂質を多く含む食品	表5	油脂, 脂質の多い種実, 多脂性食品
Ⅳ群	ビタミン, ミネラルを多く含む食品	表6	野菜(炭水化物の多い一部の野菜を除く)海藻, きのこ, こんにゃく
調　味　料			みそ, みりん, 砂糖など

日本糖尿病学会編・著：糖尿病食事療法のための食品交換表,
第7版, 日本糖尿病協会・文光堂, 2013, p.13

資料6　1日20単位の3食の配分例(指示エネルギー1,600kcal)

		1日	朝食	昼食	夕食
表1	穀物, いも, 豆など	9単位	3単位	3単位	3単位
表2	くだもの	1単位		1単位	
表3	魚介, 大豆, 卵, チーズ, 肉	5単位	1単位	2単位	2単位
表4	牛乳など	1.5単位		1.5単位	
表5	油脂, 多脂性食品など	1.5単位		1.5単位	
表6	野菜, 海藻, きのこ, こんにゃくなど	1.2単位	0.4単位	0.4単位	0.4単位
調味料	みそ, みりん, 砂糖など	0.8単位		0.8単位	

注：20単位を表のように配分すると, たんぱく質・糖質・脂質・ビタミン・ミネラルの最低必要量をほぼ満たすことができる。

日本糖尿病学会編・著：糖尿病食事療法のための食品交換表, 第7版, 日本糖尿病協会・文光堂, 2013, p.18

4. 治療用特殊食品

　治療用特殊食品は, 疾患の治療のために成分を特別に調整した食品で, エネルギー調整食品やたんぱく質調整食品　資料7 , 食塩調整食品などがある。腎臓病では, たんぱく質を制限しながら, エネルギーも十分に確保する必要がある。食事において主食となるご飯やパン, 麺類は重要なエネルギー源であるが, これらの食品にはたんぱく質も比較的多く含まれている。したがって, 腎臓病では主食のたんぱく質にも注意する必要がある。腎臓病で厳しいたんぱく質制限がある場合は, たんぱく質調整食品の主食に変えることで, 主菜(おかず)となる肉や魚などのたんぱく質を極端に減らす必要がなくなり, 患者の負担を減らすことが期待できる。

資料7　治療用特殊食品

たんぱく質調整米

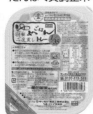

食品	たんぱく質
ご飯	2.5g/100g
特殊食品	0.07g/100g

たんぱく質調整パン

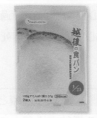

食品	たんぱく質
食パン	9g/100g
特殊食品	0.37g/100g

たんぱく質調整そば

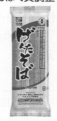

食品	たんぱく質
そば	10g/100g
特殊食品	0.9g/100g

TRY

資料7 の3つの治療用特殊食品以外にどのような特殊食品があるか, 調べてみよう。

まとめ

●食事療法の特徴について理解できた。……□

●食品交換表や治療用特殊食品の活用方法を理解できた。……□

◇確認問題【穴埋め】　次の（　　　）に適する語句や数字を書きなさい。

解答欄	

第1節

① ＿＿＿＿＿＿＿＿＿

② ＿＿＿＿＿＿＿＿＿

③ ＿＿＿＿＿＿＿＿＿

④ ＿＿＿＿＿＿＿＿＿

⑤ ＿＿＿＿＿＿＿＿＿

⑥ ＿＿＿＿＿＿＿＿＿

⑦ ＿＿＿＿＿＿＿＿＿

⑧ ＿＿＿＿＿＿＿＿＿

⑨ ＿＿＿＿＿＿＿＿＿

⑩ ＿＿＿＿＿＿＿＿＿

⑪ ＿＿＿＿＿＿＿＿＿

⑫ ＿＿＿＿＿＿＿＿＿

⑬ ＿＿＿＿＿＿＿＿＿

⑭ ＿＿＿＿＿＿＿＿＿

⑮ ＿＿＿＿＿＿＿＿＿

⑯ ＿＿＿＿＿＿＿＿＿

⑰ ＿＿＿＿＿＿＿＿＿

⑱ ＿＿＿＿＿＿＿＿＿

⑲ ＿＿＿＿＿＿＿＿＿

⑳ ＿＿＿＿＿＿＿＿＿

㉑ ＿＿＿＿＿＿＿＿＿

㉒ ＿＿＿＿＿＿＿＿＿

第1節

① （　①　）とは，からだ全体あるいは一部の臓器の機能が何らかの原因によって損なわれ，正常に働かなくなった状態のことである。栄養障害は，（　②　）の不足または過剰によって起こる病的な状態であり，（　①　）の治療の大きな妨げになる。

② 発展途上国では，飢餓による摂取エネルギーの不足により，（　③　）の乳幼児が多く見られる。

③ エネルギーが足りていても，たんぱく質が極度に不足することによって，（　④　）といわれる症状が見られる。

④ 過食や運動不足などにより，BMIが25以上になった状態を（　⑤　）という。

⑤ 高血圧症には，特定の原因がはっきりしない（　⑥　）と，高血圧をもたらす基礎疾患がある（　⑦　）がある。

⑥ 日本高血圧学会では，収縮期血圧が（　⑧　）mmHg以上または拡張期血圧が（　⑨　）mmHg以上の状態を高血圧という。

第2節

⑦ 糖尿病は，（　⑩　）の分泌低下や作用不足によって，血中の（　⑪　）が利用できずに増加することで，高血糖をもたらし，それに伴う代謝異常が見られる疾患である。

⑧ 痛風では，（　⑫　）の関節が急にはれて激痛が起こることがある。

⑨ 高血圧症の治療は，まず（　⑬　）と（　⑭　）を行い，それでも血圧が下がらない場合は薬物治療を行う。

⑩ （　⑮　）は，血液中の脂質のうちLDLコレステロール，中性脂肪，HDLコレステロールのいずれか1つ以上が異常値を示す疾患である。

⑪ （　⑯　）は，高血圧や脂質異常症などにより血管が損傷を受け，血管が肥厚したり，かたくなったりすることである。

⑫ 虚血性心疾患のうち，心筋の虚血が一過性で可逆性があるものを（　⑰　），不可逆性で心筋の細胞が壊死に陥ったものを（　⑱　）という。

第3節

⑬ 食事療法の目的は，（　⑲　）による治療とあわせて，病人の体力を高め，（　⑳　）に対する抵抗力を養って，健康の回復を効果的に行うことである。

⑭ 病院の治療食は（　㉑　）と（　㉒　）に分類される。

◇確認問題【一問一答】　次の説明に当てはまる言葉や数字を答えなさい。

第1節

① 人は除脂肪体重が何％減少すると死にいたるか。

② 過食や運動不足，遺伝的因子が原因で生じる肥満。

③ 内臓脂肪型肥満と，高血糖，高血圧，脂質異常の３項目のうち２つ以上を合わせ持った状態。

④ 食塩に敏感に反応して誘発される高血圧。

第2節

⑤ 糖尿病のうち，すい臓からのインスリンの分泌不全が原因で生じる疾病。

⑥ 多量の飲酒やプリン体を多く含む食品の摂取を控えるようにするのはどのような疾病を発症した時か。

⑦ 循環器の疾患には，心疾患ともうひとつは何があるか。

⑧ 血液中の赤血球あるいはヘモグロビン量が減少し，組織が必要とする十分な酸素が得られなくなった状態。

⑨ アレルギー反応において，アナフィラキシーの症状が見られた時の補助治療薬。

⑩ アルコールを飲まない人の脂肪肝から発症する肝炎（非アルコール性脂肪肝炎）をアルファベット４字で何というか。

⑪ すい炎の患者に対する食事の原則は，脂肪制限と何か。

⑫ 慢性腎臓病の食事では，浮腫や高血圧の改善のため，食塩は何gに制限する必要があるか。

⑬ 胃潰瘍や十二指腸潰瘍の食事療法は，胃への刺激を避けて何の分泌を抑えるような食事をすることか。

⑭ 大腸のぜん動運動の減弱によって生じる便秘。

第3節

⑮ 食品交換表において糖尿病では１単位を何kcalとされているか。

⑯ 疾患の治療のために成分を特別に調整した食品。

解答欄

① _____

② _____

③ _____

④ _____

⑤ _____

⑥ _____

⑦ _____

⑧ _____

⑨ _____

⑩ _____

⑪ _____

⑫ _____

⑬ _____

⑭ _____

⑮ _____

⑯ _____

まとめてみよう

■ 高血圧症の患者の食事について，食塩を制限してもおいしく感じることができる献立を考えてみよう。

② 高校生に多く見られる鉄欠乏性貧血の症状を予防する献立を考えてみよう。

③ 病院の治療食である軟食（全がゆ，七分がゆ，五分がゆ，三分がゆ）をそれぞれつくって試食してみよう。

特集ページ ＞ 章末サプリメント

栄養学を用いた食事療法に挑戦しよう

栄養学を用いた食事療法が主な治療法となる病気が多くあります。そのなかでも代表的なものが糖尿病です。糖尿病について詳しく理解し，食事療法に挑戦してみましょう。

1. 糖尿病とは

(1) 糖尿病とインスリンのはたらき

糖尿病は，「インスリンの作用が十分でないためぶどう糖が有効に使われずに血糖値が普段より高くなっている状態」と定義されます（日本糖尿病学会）。

インスリンは血漿のぶどう糖を筋肉や脂肪に取りこませる作用があります。健康な人の場合，食事をして血糖値が上がると，すい臓に存在するβ細胞 資料1 がその変化を感知してインスリンを分泌し，血糖値が上がりすぎるのを防ぎます。

一方，空腹時のインスリンは低い値で維持されるため，ぶどう糖が筋肉や脂肪に必要以上に取りこまれることはありません。これらの作用によって，血糖値は空腹時でも食後でもちょうどよい範囲である70〜140mg/dLに保たれています。

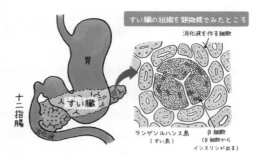

資料1 すい臓とインスリン

日本糖尿病学会編・著「糖尿病治療の手びき2020」による

(2) 糖尿病の治療

1型糖尿病は，すい臓のβ細胞が破壊され，インスリンの分泌が消失することが主な原因です。1型糖尿病ではインスリン注射が必要となります。インスリン注射と食事がうまくかみあうようにすることに治療の重点が置かれます。

2型糖尿病は，インスリン分泌の低下と，遺伝的・環境的要因によってインスリンのはたらきが妨げられることが主な原因です。2型糖尿病では，食事と運動により，インスリンが適切に働くことのできるからだづくりに重点が置かれます。

資料2 インスリン注射をする位置

前　　横　　後向

日本糖尿病学会編・著「糖尿病治療の手びき2020」による

2. 糖尿病の食事療法

(1) 糖尿病に対する食事方針

①エネルギー量を守る（適正なエネルギー量を摂取する）

1日の適正な摂取エネルギー量（65歳未満の場合）を算出します。

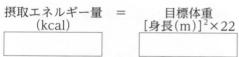

$$\underset{(\text{kcal})}{摂取エネルギー量} = \underset{[身長(m)]^2 \times 22}{目標体重} \times \underset{(\text{エネルギー係数})}{身体活動量}$$

［身体活動量のめやす］

軽い（大部分が座位の静的活動）　　　　　　　　　　　25〜30kcal/kg目標体重

ふつう（座位中心だが通勤・家事，軽い運動を含む）　　30〜35kcal/kg目標体重

重い（力仕事，活発な運動習慣がある）　　　　　　　　35〜　kcal/kg目標体重

参考：日本糖尿病学会編・著「糖尿病治療の手びき2020」

②食品のバランス（エネルギー産生栄養素のバランスをとる）

　糖尿病の治療食では，炭水化物（糖質）を摂取エネルギー量の50〜60％，たんぱく質を20％まで，残りを脂質でとるようにします。

③食事のタイミング（3食均等に，規則正しくとる）

　1日3食，規則正しく食べることが大切です。食事と食事の間隔を十分にとりましょう。

④食物繊維を多くとる

　食物繊維には，食後の血糖上昇を抑えたり便通を改善させたりする効果の他，血中コレステロールの上昇を防ぐ作用があります。食物繊維に富んだ野菜を先に食べ，次におかず，最後にご飯などの炭水化物を，ゆっくりと，よく噛んで食べるなど，食べ方の工夫も必要です。

（2）食品交換表を使って毎日の献立を改善しよう

　食品交換表は，だれでも簡単に，適切な量でバランスのよい献立ができるようにつくられた，食べる量をはかる「ものさし」です。塩分や脂肪の含有量も記載されており，食生活の改善に役立ちます。ものさしの1単位は80kcalと決められています。その理由は，日本人が日常の生活でよく食べる量が，80kcalかその倍数になっているためです。食品交換表は，p.135 資料5 のように4つの食品群に大別され，さらに表1から表6と調味料に分類されており，それぞれの食品1単位にあたる量が重量（g）で示してあります。（ただし，表6の野菜はいろいろな種類を合わせて300gで1単位です。）

　食品交換表の使い方は，まず1日の摂取エネルギーを単位に換算します。1,600kcalの場合，1,600÷80＝20となり，1日20単位となります。どの表から何単位とるか，3食にどのように配分するかが，p.135 資料6 のように例示されており，それをもとに献立を作成します。

　食品1単位あたりの重量（g）を覚えると，献立を作成しやすくなります。また，糖尿病の食品交換表の考え方は，健康な人が使ってもバランスのよい食事づくりに役立ちます。

（3）食品交換表を使った献立の例

　食品交換表を使った献立例について，TRYに挑戦してみましょう。

○1日20単位（1,600kcal／炭水化物55％）の朝食の献立例
主食：麦ごはん
主菜：納豆のオクラ和え（納豆，オクラ）
副菜：きんぴらごぼう（ごぼう，にんじん，こんにゃく，砂糖，炒め油）
汁物：みそ汁（ほうれんそう，しめじ，みそ）
くだもの：みかん

参考：日本糖尿病学会編・著「糖尿病食事療法のための食品交換表　第7版」

資料3 　朝食の食品の食品交換表への分類

表1	穀物，いも，豆など	麦ごはん（3単位）
表2	くだもの	みかん（0.5単位）
表3	魚介，大豆，卵，チーズ，肉	納豆（1単位）
表4	牛乳など	なし
表5	油脂，多脂性食品など	炒め油（0.3単位）
表6	野菜，海藻，きのこ，こんにゃくなど	オクラ（30g），ほうれんそう（30g），しめじ（15g），ごぼう（30g），にんじん（10g），こんにゃく（10g）
調味料	みそ，みりん，砂糖など	砂糖（1.5g），みそ（10g）

TRY

①資料3 の表1から表5までの食品について，カラーページ4の食品の重量を参考にして，単位から各食品の重量を求めてみましょう。
②表6の食品と調味料の重量を単位に換算してみましょう。
③主食の麦ごはんを食パンに変更する場合，食パンは何gにしたらよいでしょうか。
④主菜を別の料理に変更してみましょう。

第6章 栄養状態の評価と健康増進

第1節 栄養状態の評価

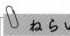

1. 栄養状態の評価の意義と方法

　個人の栄養状態は，その人が摂取する食物の他，からだの状態，身体活動，生活習慣，精神的要因，環境要因などの影響を受ける。個人の栄養状態を評価 資料1 して適切に保つことは，成長，健康の維持・増進，栄養素の欠乏症や生活習慣病の予防を進めるうえで欠かせない。

資料1 個人の栄養状態の評価と方法

食事調査	食事記録法	摂取した食品や料理の名称とその摂取量を記録し，食品成分表を用いて栄養素等摂取量を算出する。**国民健康・栄養調査**に用いられている。
	24時間思い出し法	調査員が前日の食事（あるいは調査時点からさかのぼって24時間分の食事）の内容を聞き取り，食品成分表を用いて栄養素等摂取量を算出する。
	食物摂取頻度調査法	調査票に記載された食品や料理の摂取頻度の回答から，栄養素等摂取量を算出する。
	陰膳法	対象者が摂取した食物と同じものを同量集めて，栄養素含有量を化学分析する。または食品成分表を用いて栄養素等摂取量を算出する。
身体計測	身長, 体重	①**身体発育曲線（成長曲線）**を用いる。②性別・年齢別・身長別の標準体重から**肥満度**を算出する。③**体格指数**を算出する。
	腹囲（成人）	内臓脂肪の蓄積を評価する。
	体脂肪率	からだ全体に占める脂肪の割合を評価する。
血液検査	アルブミン　ヘモグロビン	血液中のアルブミン濃度の低下により，たんぱく質の不足が疑われる。血液中のヘモグロビン濃度の低下により，鉄の不足が疑われる。

1. 食事調査

　食物の摂取状況を量的に評価するために実施される。**食事記録法**は，さまざまな食事調査のなかで，栄養素等摂取量を最も正確に評価できる方法であると考えられている。

2. 身体計測

　身長，体重，頭囲・胸囲（乳幼児），腹囲（成人），体脂肪率，皮下脂肪厚（高齢者）などが測定される。乳幼児や小児では，身長の伸び方，体重の増え方を経年的に評価することが重要である。**身体発育曲線（成長曲線❶）** 資料2 のグラフに実際の計測値を記入することにより，経年的に評価できる。

❶身体計測値のパーセンタイル曲線 横軸は年齢，縦軸は何％の人がこの下に存在するかという値（パーセンタイル）を連ねてできる。通常は3％，10％，25％，50％，75％，90％，97％の値を連ねた7本の曲線が描かれる。たとえば，50パーセンタイルの曲線より下の値をとる人は，50％存在する。

資料2 乳幼児(女子)身体発育曲線(体重)

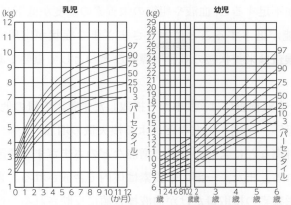

厚生労働省「乳幼児身体発育調査（2010年）」による

学校保健統計では，性別・年齢別・身長別の標準体重から**肥満度**（過体重度）[2]を算出し，肥満度が20％以上の者を肥満傾向児，−20％以下の者を痩身傾向児としている。

身長と体重から算出される**体格指数** 資料3 も，**肥満**や**やせ**の評価に用いられる[3]。

資料3 体格指数の計算式と主な使用対象

種類	計算式	主な使用対象
カウプ指数	$\dfrac{体重（kg）}{[身長（cm）]^2} \times 10^4$	乳幼児
ローレル指数	$\dfrac{体重（kg）}{[身長（cm）]^3} \times 10^7$	小児
BMI(body mass index)	$\dfrac{体重（kg）}{[身長（m）]^2}$	成人

BMI[4]は，成人の体格の指標として広く活用されている。児童・生徒に活用する場合は，性・年齢を考慮したBMIパーセンタイル曲線 資料4 が用いられる。

資料4 BMIパーセンタイル曲線(女子)

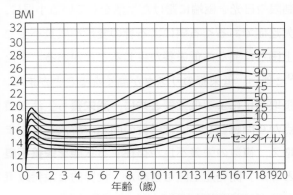

日本成長学会・日本小児内分泌学会合同標準値委員会による

Column

**母子健康手帳の
身体発育曲線**

母子健康手帳（▶p.90）には乳幼児の身体発育曲線が掲載されており，保護者が子どもの身体計測値をグラフにすることにより，子どもの成長を確認できる。

[2]肥満度（過体重度）=
$\dfrac{実測体重 − 身長別標準体重}{身長別標準体重} \times 100（％）$

[3]体格では肥満が注目されがちだが，やせにもさまざまな健康上のリスク（月経不順，貧血，低出生体重児など次世代への影響など）がある。

第
6
章

[4]食事摂取基準で目標とするBMI
p.73参照。

TRY

自身のBMIを計算して，BMIパーセンタイル曲線に記入してみよう。また，過去の記録があれば経年的に記入してみよう。

3. 血液検査と症状

　栄養素が不足すると，血液や組織の栄養素の濃度が低下し，細胞の機能が低下することによりさまざまな症状が出現する。**血液検査**は栄養状態の評価指標のひとつとして重要である❶。

　しかし，血液検査には，食事から摂取した栄養素の量の他，吸収量の低下，下痢・出血などによる損失量の増加，がん・感染症・外傷などによる必要量の増加などのさまざまな要因が反映される。また，一部の栄養素は体内で合成される。食事からの栄養素の摂取量だけが血液検査値に反映されるわけではない点に注意が必要である。

　栄養状態の評価に用いられる代表的な血液検査項目は，**アルブミン**と**ヘモグロビン**である。血液中のアルブミン濃度が低い時は内臓たんぱく質が減少しており，死亡のリスクが高くなる。赤血球中のヘモグロビン濃度が低い時は**貧血**が疑われる。**鉄欠乏性貧血**は鉄摂取量の不足や，疾患による損失（出血）などで生じる❷。

　また，栄養素の不足が症状として現われる場合がある❸。開発途上国では，一般的な栄養不良（エネルギー，たんぱく質摂取量の不足）に加え，ビタミンＡ，鉄，ヨウ素の摂取不足が問題となることがあり，ビタミンＡカプセルの投与や，食塩へのヨウ素添加などの対策が行われている。

4. 低栄養と過栄養の問題

　日本を含む既開発国では，開発途上国で見られるような**低栄養**が問題となることは少ない。しかし，アレルギーによる極端な食物制限や日光を極端に避けた生活をしている小児に，ビタミンＤ欠乏症であるくる病による骨の変形や成長不全など，開発途上国とは異なる低栄養が生じることがある。また病気の治療❹に伴い，低栄養のリスクが高くなることがある。

　栄養素の摂取不足による低栄養と共に，**過栄養**も生活習慣病予防の観点から問題となる。低栄養の問題が解決しないまま過栄養が増え，複数の栄養不良が存在する状態を**栄養不良の二重負荷**と呼ぶ。開発途上国も含めた，世界的な栄養政策上の課題となっている。

❶血液検査の基準範囲
章末サプリメント p.157 参照。

❷婦人科の疾患では子宮筋腫（子宮にできる良性の腫瘍）による月経過多（出血量の増加），消化器の疾患では胃潰瘍（胃），痔（肛門部）などの患部からの出血により鉄欠乏性貧血が起こることがある。

❸ビタミンＡ，鉄，ヨウ素などのビタミンやミネラルの欠乏症状については１章５・６節を参照。

❹胃摘出の術後など。

2. 集団の栄養状態の評価

　人の健康には，**遺伝的素因**や生活習慣といった**個人的要因**の他，**社会環境要因**が深くかかわる。人の栄養状態にも，食嗜好，調理技術，食知識，家庭環境などの個人的要因だけでなく，食料の供給・流通・貯蔵や，食料消費構造❺などの社会環境要因がかかわる。

　国などが，食料政策，健康増進政策，社会経済政策などを進め，社会全体の健康水準の向上をめざすために，集団（国民）の栄養状態を評価する必要がある 資料5 。

❺**食料消費構造**　国全体の食料の消費状況を図などを用いて構造的に示したもの。

資料5 　集団の栄養状態の評価に役立つ統計・調査とその概要

統計・調査	目的	概要
国民健康・栄養調査	国民の栄養摂取状況，身体状況，生活習慣の状況を把握し，国が健康増進政策を推進するための基礎資料を得る。	・全国から無作為に抽出された世帯の1歳以上の者を対象として毎年11月に実施される。 ・栄養摂取状況調査は，日曜日および祝祭日以外で，なるべくふつうの摂取状態にある1日について，世帯ごとに，調査対象者が飲んだもの，食べたものすべてを秤量して記録することを原則とし，食品成分表にもとづいて，栄養素などの摂取量が算出される。 ・調査は1947年から継続して実施されてきたが，2020年，2021年は新型コロナウイルス感染症の影響により中止された。
家計調査	国民生活における家計収支の実態を把握し，国が社会経済政策を進めるための基礎資料を得る。	・各家庭で毎月家計簿をつけてもらい，1か月の収入や，どのようなものをどのくらい買っているか（支出）を調べる。 ・支出は大きく10項目に分類されるが，栄養に関連する項目は食料費である。
食料需給表	食料需給の全般的動向，供給栄養量の水準とその構成，食料消費構造❺の変化などを把握し，国が食料政策を進めるための基礎資料を得る。	・1人1日あたり供給数量（純食料*を総人口で除した平均値）と供給栄養量（供給数量に，当該食品の単位あたりのエネルギー，たんぱく質，脂質の量を乗じて算出）が示される。 ・供給栄養量は消費者に到達した食料の量であり，実際に摂取された量ではないことに注意が必要である。
人口動態調査	人口動態事象を把握し，人口および厚生労働行政施策の基礎資料を得る。	・出生，死亡，婚姻，離婚，死産の全数が調査され，出生率，死亡率などが公表される。 ・栄養状態を直接調べる調査ではないが，栄養政策，健康増進政策を含めたさまざまな政策を進めるうえでの基盤となる調査である。

＊人間が直接消費できる形態の食料。

　国民健康・栄養調査は，日本人の栄養状態を評価する代表的な調査である。**食料需給表**は国が食料政策を進める際の基礎資料となる。**人口動態調査**は出生，死亡などの全数を把握する調査である。栄養状態は健康を決定する要因のひとつであるため，健康に関する総合的な評価として，死亡の評価も重要である。

📝 **まとめ**

●栄養状態の評価方法を理解できた。
..........................□

●年齢・性別による特徴や諸外国との違いを理解できた。..........................□

第6章

第 2 節 日本人の栄養摂取

ねらい

- 日本人の栄養摂取状況の推移と現状について理解しよう。
- 年代別に見た日本人の栄養摂取から生じる疾病の特徴を理解しよう。

❶第二次世界大戦後（1945年）の食料難の時代から，高度成長期（1950年代〜1970年代ころ）を経て，日本人の食生活は豊かになり，疾病構造も変化した。

1. 栄養摂取の現状

1. 栄養摂取状況の長期推移

　1960年代から1970年代にかけて，**エネルギー摂取量**の増加と共に，脂肪，たんぱく質の摂取量が増加し，炭水化物の摂取量が減少した。その後，エネルギー摂取量はほぼ横ばいとなったが，脂肪摂取量の増加傾向，炭水化物摂取量の減少傾向はゆるやかに続いている❶ 資料1。食品群別摂取量では，穀類摂取量が減少傾向，肉類摂取量が増加傾向を示している。また近年は，果実類や魚介類の摂取量が減少傾向にある 資料2。

資料1 **エネルギー摂取量とエネルギー産生栄養素の構成割合の推移**

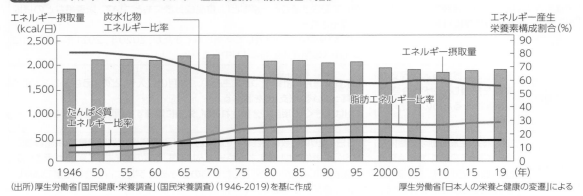

(出所)厚生労働省「国民健康・栄養調査」(国民栄養調査)(1946-2019)を基に作成　　　　　　　厚生労働省「日本人の栄養と健康の変遷」による

資料2 **食品群別摂取量の推移**

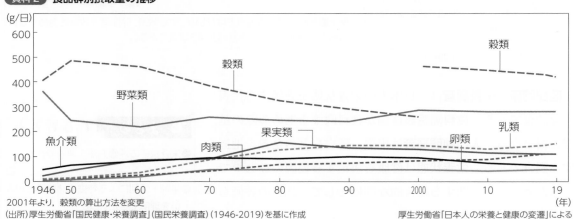

2001年より，穀類の算出方法を変更
(出所)厚生労働省「国民健康・栄養調査」(国民栄養調査)(1946-2019)を基に作成　　　　　　　厚生労働省「日本人の栄養と健康の変遷」による

2. 食生活における課題

　生活習慣病予防の観点から，現在の日本人の食生活における主要な課題と考えられているのが，食塩の摂取量の多さ❷（特に高齢世代 資料3 ）と，野菜・果物(くだもの)の摂取量の少なさ❸（特に若い世代 資料4 資料5 ）である。

❷日本人の食事摂取基準（2020年版）における食塩相当量の目標量は，男性7.5 g/日未満，女性6.5 g/日未満であり，高血圧や慢性腎臓病の重症化予防のためには男女共に6.0 g/日未満が推奨されている。
　減塩は，循環器系の疾患（心筋梗塞(しんきんこうそく)など）の最大の危険因子である高血圧の発症予防や重症化予防に有用である。

❸食事バランスガイド（▶p.152）では1日に野菜350 g，果物200 gの摂取が推奨されている。野菜，果物の十分な摂取は，循環器系の疾患や，がんの予防に有効であると考えられている。

資料3　食塩の摂取量の平均値

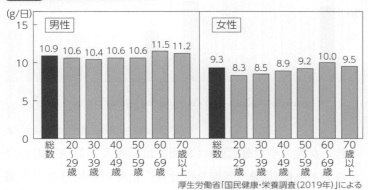

厚生労働省「国民健康・栄養調査（2019年）」による

資料4　野菜の摂取量の平均値

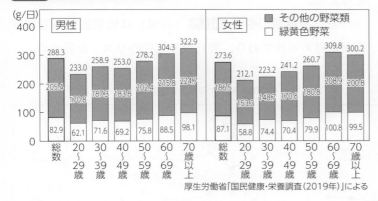

厚生労働省「国民健康・栄養調査（2019年）」による

資料5　果物の摂取量の平均値

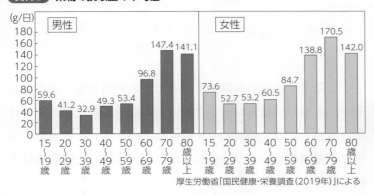

厚生労働省「国民健康・栄養調査（2019年）」による

TRY
　若い世代が，野菜・果物の摂取量を増やすために何ができるだろうか？　考えてみよう。

3. 肥満とやせの現状

男性では中年期に，女性では高齢期に**肥満**（BMI25kg/m²以上）の割合が高い 資料6 。中年期の肥満は，**生活習慣病**の原因となるため注意が必要である。

資料8 **成人女性の低体重（BMI＜18.5kg/m²）の割合の国際比較（2016年）**

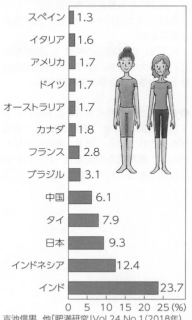

スペイン 1.3
イタリア 1.6
アメリカ 1.7
ドイツ 1.7
オーストラリア 1.7
カナダ 1.8
フランス 2.8
ブラジル 3.1
中国 6.1
タイ 7.9
日本 9.3
インドネシア 12.4
インド 23.7

0　5　10　15　20　25 (%)

吉池信男 他「肥満研究」Vol.24 No.1 (2018年)より作成

資料6 **肥満者の割合**

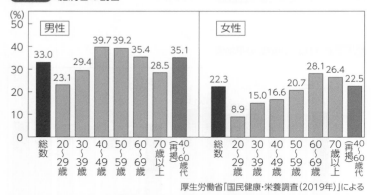

男性
33.0（総数）
23.1（20〜29歳）
29.4（30〜39歳）
39.7（40〜49歳）
39.2（50〜59歳）
35.4（60〜69歳）
28.5（70歳以上）
35.1（40〜60歳代 再掲）

女性
22.3（総数）
8.9（20〜29歳）
15.0（30〜39歳）
16.6（40〜49歳）
20.7（50〜59歳）
28.1（60〜69歳）
26.4（70歳以上）
22.5（40〜60歳代 再掲）

厚生労働省「国民健康・栄養調査(2019年)」による

若い女性の**やせ** 資料7 （左図）は日本人の健康課題のひとつである 資料8 。極端なやせは，自身の健康リスクを高めると共に，**低出生体重児**の増加など，次世代の健康に影響を与える。

一方，高齢期のやせ 資料7 （右図）は**低栄養傾向**を表す指標と考えられており，要介護や死亡のリスクを高める。

資料7 **やせの割合の推移**

・BMI＜18.5kg/m²の割合の推移（20歳以上）

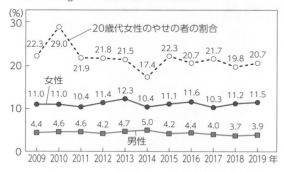

20歳代女性のやせの者の割合
22.3　29.0　21.9　21.8　21.5　17.4　22.3　20.7　21.7　19.8　20.7

女性
11.0　11.0　10.4　11.4　12.3　10.4　11.1　11.6　10.3　11.2　11.5

男性
4.4　4.6　4.6　4.2　4.7　5.0　4.2　4.4　4.0　3.7　3.9

2009　2010　2011　2012　2013　2014　2015　2016　2017　2018　2019 年

・BMI≦20kg/m²の割合の推移（65歳以上）

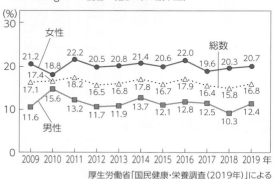

女性
21.2　18.8　22.2　20.5　20.8　21.4　20.6　22.0　19.6　20.3　20.7

総数
17.4　　18.2　　16.5　16.8　17.8　16.7　17.9　16.4　15.8　16.8

男性
11.6　15.6　13.2　11.7　11.9　13.7　12.1　12.8　12.5　10.3　12.4
17.1

2009　2010　2011　2012　2013　2014　2015　2016　2017　2018　2019 年

厚生労働省「国民健康・栄養調査（2019年）」による

中年期までは生活習慣病予防としての肥満対策が重要であるが，高齢期ではフレイルなどの老年病予防のためのやせ対策が重要となる。肥満とやせの健康上のリスクを考慮して適切な栄養摂取を心がけ，それぞれの年代に適した**健康的な体格**を維持することが望まれる。
▶p.74, 102

TRY
それぞれの年代に適した健康的な体格を維持するには何が大切か，考えてみよう。

4. 生活習慣および社会経済的要因

多量の飲酒 資料9 や喫煙 資料10 は生活習慣病のリスクを

▶p.100

高めるが，運動習慣 資料11 は生活習慣病の予防に役立つ。

また，適切な睡眠時間 資料12 を確保することは健康の保持

5 増進に重要である。最近は所得などの**社会経済的要因**と健康

との関連が注目されている。所得が少ない世帯で穀類の摂取

量が多く，野菜類の摂取量が少ない傾向が見られる 資料13 。

❶「生活習慣病リスクを高める量」は，1日あたりの純アルコール摂取量が男性で40g以上，女性で20g以上として算出されている。

❷「運動習慣のある者」は，1回30分以上の運動を週2回以上実施し，1年以上継続している者として，算出されている。

資料9 生活習慣病のリスクを高める量❶を飲酒している者の割合（20歳以上）

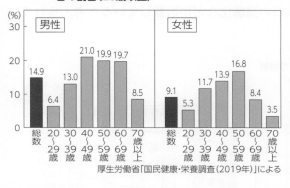

厚生労働省「国民健康・栄養調査（2019年）」による

資料10 現在習慣的に喫煙している者の割合（20歳以上）

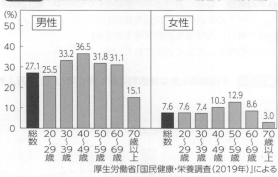

厚生労働省「国民健康・栄養調査（2019年）」による

資料11 運動習慣のある者❷の割合（20歳以上）

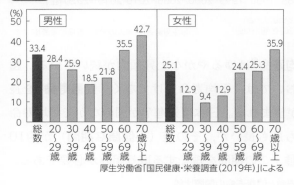

厚生労働省「国民健康・栄養調査（2019年）」による

資料12 1日の平均睡眠時間（20歳以上）

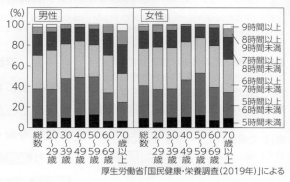

厚生労働省「国民健康・栄養調査（2019年）」による

資料13 所得別に見た穀類と野菜類の摂取量（20歳以上）

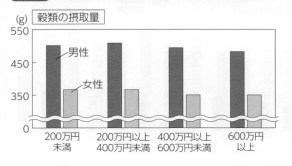

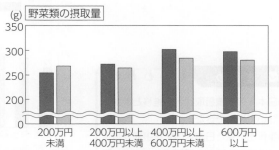

厚生労働省「国民健康・栄養調査（2018年）」による

2. 死亡率の推移と平均寿命，健康寿命

戦後，**結核**による死亡が激減した。医療の進歩と共に，栄養状態の改善も影響したと考えられている。生活習慣病について見ると，**脳血管疾患**による死亡は1960年代に高かったが，1970年代以降は減少傾向にある。**心疾患**による死亡も1990年代初頭までは増加傾向にあったが，その後は横ばいである。一方，**悪性新生物（がん）**は増加傾向が続いている[1] **資料14**。疾病構造の変化には，生活習慣の変化，医療体制の向上，人口の**高齢化**などが影響していると考えられている。

❶高齢化の影響を統計学的に考慮すると（年齢調整死亡率を比較），悪性新生物による死亡も1990年代後半以降減少傾向にある。

❷平均寿命　0歳における平均余命をいう。すべての年齢の死亡状況を集約した指標であり，保健福祉医療水準を総合的に示す指標として広く活用されている。

資料14　平均寿命と主な死因別に見た死亡率（人口10万人対）の推移

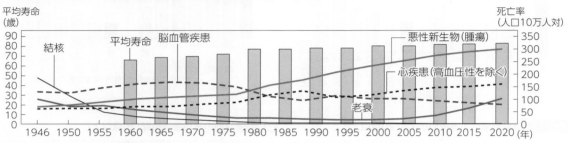

(出所)（平均寿命）経済協力開発機構（OECD）: Life expectancy at birth（Total），Japan
（1960-2020）（死因別死亡率）厚生労働省「人口動態調査」（1946-2020）を基に作成

厚生労働省「日本人の栄養と健康の変遷」による

❸健康寿命　ある健康状態で生活することが期待される平均期間を表す指標をいう。日本では「健康上の問題で日常生活が制限されることなく生活できる期間」として，「国民生活基礎調査（大規模調査）」で得られたデータをもとに算出されている。ただし，「健康」と「不健康」の定義とそれにもとづく算出方法の違いにより，複数の指標がある。

一方，**平均寿命**[2]はゆるやかな上昇傾向が続いている。超高齢社会においては，平均寿命だけでなく，**健康寿命**[3]を長く保つことが望まれる。日本は先進7か国のなかで平均寿命も健康寿命も最も長いが，その差（**不健康な期間**）が約10年あり**資料15**，この期間を短くする取り組みが必要である。

資料15　平均寿命と健康寿命の国際比較

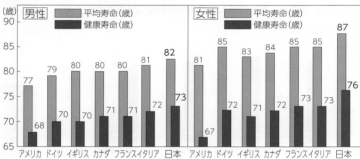

（資料出所）Global Health Observatory（GHO）data
（備考）平均寿命，健康寿命は2019年のデータ

厚生労働省資料による

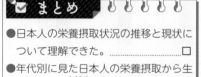

- 日本人の栄養摂取状況の推移と現状について理解できた。………………□
- 年代別に見た日本人の栄養摂取から生じる疾病の特徴を理解できた。………□

第3節 食生活と健康増進

1. 食生活の現状

1. 食の簡便化と外部化

　日本では，1960年以降の高度経済成長期をきっかけに，女性の社会進出や外食産業が加速し，**食の簡便化や食の外部化❶**が進んだ。家計からの食料支出額のうち，生鮮食品の割合は減少し続ける一方，加工食品の割合は増加している 資料1 。これは，調理ずみ食品を購入して家で食べる**中食**が増えたためである。中食の増加は，特に一人暮らしの世帯に見られるため，高齢化の続く日本では，今後も調理ずみ食品への支出額の増加が見込まれる。このため，家族構成などの状況を考慮しながら，調理ずみ食品を適切に活用するための消費者への情報提供や教育❷が必要である。

▶p.82

資料1 **世帯類型別の食料支出割合の推移**

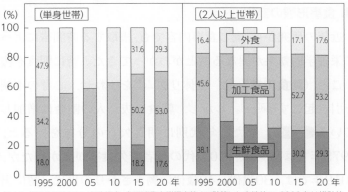

注：1. 2015年までは，家計調査，全国消費実態調査等より計算した実績値で，2020年は推計値。
　　2. 生鮮食品は，米，生鮮魚介，生鮮肉，牛乳，卵，生鮮野菜，生鮮果物の合計。加工食品は，生鮮食品と外食以外の品目。

農林水産政策研究所「我が国の食料消費の将来推計（2019年版）」による

2. 食料自給の現状

　第二次世界大戦後，日本の食生活は欧米化した。現在では，外国からさまざまな食品が輸入されている。一方，農業人口の減少や国際関係などを背景に，日本の食料自給率は低下し続けており 資料2 ，食料安全保障❸の確保は深刻な課題である。

▶p.150

ねらい

● 現在の日本における食生活の現状を理解しよう。
● 食の問題点や解決策を健康増進の観点から理解しよう。

❶**食の外部化**　家庭内で行っていた調理や食事が，外食や調理ずみ食品にとって代わられること。

TRY

　3日間の食事記録を行い，中食の利用頻度を調べてみよう。

❷たとえば，野菜やくだものなど，調理ずみ食品を利用すると不足しやすい食品を補うために，簡単に取り入れられる野菜料理のレシピの情報を提供することなどが考えられる。

第6章

❸**食料安全保障**　「全ての人が，いかなる時にも，活動的で健康的な生活に必要な食生活上のニーズと嗜好を満たすために，十分で安全かつ栄養ある食料を，物理的，社会的及び経済的にも入手可能であるときに達成される状況」と定義される。食料安全保障が確保されない状況は，食料不安である。

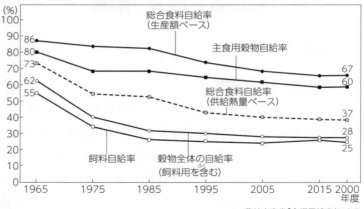

資料2　食料自給率の推移

(%) グラフ：総合食料自給率（生産額ベース）、主食用穀物自給率、総合食料自給率（供給熱量ベース）、飼料自給率、穀物全体の自給率（飼料用を含む）。縦軸0〜100、横軸1965〜2000年度。値：86、80、73、62、55 → 67、60、37、28、25

農林水産省「食糧需給表」による

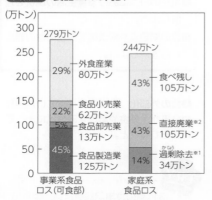

資料3　食品ロスの内訳

(万トン) 縦軸0〜300

279万トン
外食産業 80万トン 29%
食品小売業 62万トン 22%
食品卸売業 13万トン 5%
食品製造業 125万トン 45%
事業系食品ロス（可食部）

244万トン
食べ残し 105万トン 43%
直接廃棄※2 105万トン 43%
過剰除去※1 34万トン 14%
家庭系食品ロス

※1　野菜の皮を厚くむき過ぎるなど，食べられる部分が捨てられている
※2　未開封の食品が食べずに捨てられている
農林水産省及び環境省「令和3年度統計」による

❶廃棄された食品の生産・流通・廃棄にかかる温室効果ガス排出量の総量。

❷サーカディアンリズム（概日リズム）のこと（▶p.111）。

❸2020年以降は，新型コロナウイルス感染症の流行をきっかけに，共食する頻度が低下したと推測される。

3. 食品廃棄の現状

　日本では，食べることのできる食品が，年間500万トン以上も捨てられている（**食品ロス** 資料3）。食品ロスに関連する温室効果ガスの排出量❶は，全世界の排出量の約8％を占めるともいわれ，食料安全保障に加えて環境保護の観点からも，食品ロスを削減する必要がある。

4. 食事形態の変化

　近年の研究から，同じ食事内容でも，摂取する時間帯によって栄養学的効果が異なることがわかってきた。特に朝食を抜くこと（**朝食欠食**）は，生体リズム❷を狂わせ，心身の不調を引き起こす Column。しかし，朝食を抜く人の割合は増加している 資料4。また，年代別に朝食欠食の分布を見ると，1975年では10歳代，20歳代の若者で欠食率が高かったが，2019年では，30歳代，40歳代の働きざかりの世代（特に男性）の間で，欠食する人が増加している 資料5。

　また，食事をひとりで食べる「**孤食**」も問題である。家族などだれかと一緒に食事をとる「**共食**」の頻度が高い人は，孤食の頻度が高い人よりもバランスのよい食生活を送っていることが知られている。また，共食は，教育やコミュニケーションの活性化などの役割も担っている。しかし，共食をする人の割合は減少傾向にある❸ 資料6。また，現代の食の問題として，孤食を含むいくつかの「**こ食**」が指摘されている 資料7。

資料4 朝食欠食率の年次変化

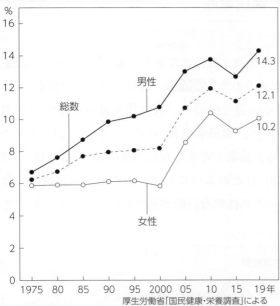

資料5 朝食欠食率の分布の推移

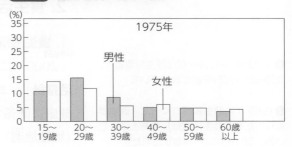

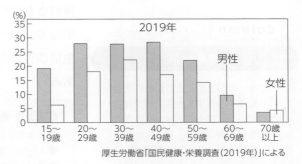

厚生労働省「国民健康・栄養調査(2019年)」による

➡ **資料4** **資料5** 共に，朝食欠食を，「食事をしなかった場合」「錠剤などによる栄養素の補給」「菓子，くだもの，乳製品，嗜好飲料などの食品のみを食べた場合」の3つの合計とした。

資料6 家族と食事を共にする頻度

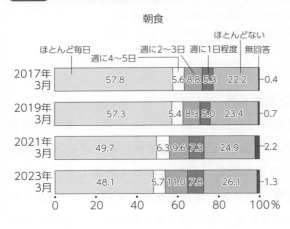

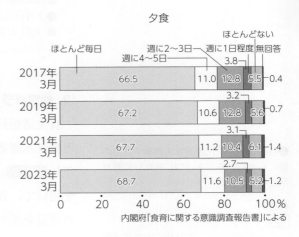

内閣府「食育に関する意識調査報告書」による

資料7 「こ食」の例

「こ食」の種類	意味	「こ食」の種類	意味
孤食	ひとりで食事をとること。	小食	食べる量が少ないこと。
個食	家族が一人ひとり，別々のものを食べること。	粉食	パンやパスタなど，粉を原材料とする主食ばかり食べること。
固食	決まったものや自分が好きなものしか食べないこと。	濃食	味の濃い食べ物ばかり食べること。

2. 食生活と健康増進

1. 食生活指針

　2000年に，厚生省・農林水産省・文部省❶の共同で「**食生活指針**」がまとめられた❷ 資料8 。食事バランスや食塩など，健康に関係する項目を中心に，食文化や地域の産物の利用（**地産地消**）Column ，食品廃棄についても言及した10項目で構成されている。健康を考えた食品の選び方（「何を」）だけでなく，食べ方（「どのように」食べるか）にも着目し，食生活改善のための具体的な行動が示されていることが特徴である。

5

10

❶2022年現在，厚生省は厚生労働省に，文部省は文部科学省になっている。

❷1985年に厚生省がつくった「健康づくりのための食生活指針」をもとにしている。2016年に一部改正された。

> **Column**
>
> ### 地産地消
>
> 　近年，その土地でとれたものをとれた地域で消費する地産地消が注目されている。食べる人とつくる人の距離を縮めることで，輸送にかかる環境負荷を軽くすることができ，食の安全性の確保や旬のおいしい素材を手に入れることができる。

> 資料8　**食生活指針**
> - 食事を楽しみましょう。
> - 1日の食事のリズムから，健やかな生活リズムを。
> - 適度な運動とバランスのよい食事で，適正体重の維持を。
> - 主食，主菜，副菜を基本に，食事のバランスを。
> - ごはんなどの穀類をしっかりと。
> - 野菜・果物，牛乳・乳製品，豆類，魚なども組み合わせて。
> - 食塩は控えめに，脂肪は質と量を考えて。
> - 日本の食文化や地域の産物を活かし，郷土の味の継承を。
> - 食料資源を大切に，無駄や廃棄の少ない食生活を。
> - 「食」に関する理解を深め，食生活を見直してみましょう。

2. 食事バランスガイド

　食生活指針を実際の食事に結びつけるために，厚生労働省と農林水産省は，「**食事バランスガイド**」を作成した（2005年） 資料9 。日本の伝統玩具であるコマを模したイラストを用いて，食事バランスのとり方を示している。一日あたりの適量を選択できれば，コマがうまく回るという意味が含まれている。コマを回すために，1日に「何を」「どれだけ」食べたらよいかが，主食，副菜，主菜，乳製品，果物の5つの料理区分にそって示されている。摂取量の単位として「つ」が用いられ，料理区分により，基準となる量が定められている❸。コマを回すための要素として，十分な身体活動（運動）量や適量の水分摂取，嗜好品（菓子や加糖飲料・アルコール飲料）をとりすぎないことも言及されている。

15

20

❸各料理区分に代表的な栄養素や食品の量にもとづいて，1「つ」あたりの量が示されている。

料理例）
主食 1つ

主材料に由来する炭水化物量約40 g

ごはん小盛り1杯

副菜 1つ

主材料（野菜など）の重量約70 g

ほうれん草のお浸し

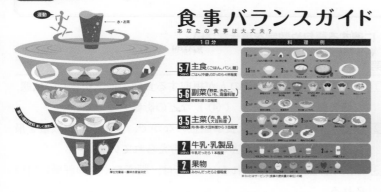

食事バランスガイド
あなたの食事は大丈夫?

3. 食育の推進

　食育という言葉が最初に記されたのは，明治31（1898）年の石塚左玄による著書である。「体育 智育 才育はすなわち食育なり」，つまり，体育や智育の根源には食育があると述べられている。この考えにもとづき，2005年に**食育基本法**が制定された Column 。そのなかでは，食育は生きるうえでの基本であり，健全な食生活を実現するための適切な判断力を養い，心とからだの健康を保ち，豊かな人間性をはぐくむための教育であると位置づけられている。これを実施するために，内閣府に食育推進会議が設置され，5年ごとに食育推進基本計画が作成されている 資料10 。国や地方公共団体，民間機関などは，この食育推進基本計画にもとづいて，食育を推進していく体制をとっている。

　国として，各省庁ではさまざまな食育の取り組みを行っている。そのなかでも文部科学省は，2005年から**栄養教諭制度**を開始し，学校で食育を推進するための指導体制を整備した❹。栄養教諭の職務は，各教科教員や地域とも連携しながら，学校の全体計画のなかで行う「食に関する指導」を実施することである。その際は，学校給食を「生きた教材」として活用することが求められている。たとえば，食材の旬や行事食，世界や日本の郷土料理，地産地消など，さまざまな角度，側面から「食」をとらえることで，家庭科，理科，社会，生活，道徳などの科目と連携して食育を推進することができる。また，栄養の専門家として，児童・生徒の抱えるさまざまな栄養課題に対する個別的な相談・指導も行われている❺。

Column

食育基本法

　食育は本来，健全な食生活を送るために必要な知識や技術を身につけるために，各家庭で行われてきた。しかし，近年の社会背景や食をとりまく環境の変化から，国策として食育を推進する動きがさかんになり，食育基本法が制定された。

資料10　第四次食育推進基本計画の重点事項

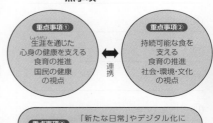

重点事項①
生涯を通じた心身の健康を支える食育の推進
国民の健康の視点

重点事項②
持続可能な食を支える食育の推進
社会・環境・文化の視点

連携

重点事項③
「新たな日常」やデジタル化に対応した食育の推進
横断的な視点

<SDGsの観点から相互に連携して総合的に推進>
農林水産省HPによる

❹これまで学校栄養職員が担ってきた学校給食の管理に加え，食に関する指導も一体として行うため，高い教育的効果を上げることが期待されている。

❺たとえば，肥満傾向にある生徒に対し食事の量を調整するよう指導する，発達の段階に合わせた計画的相談・指導により児童の食物アレルギーの解消・克服を支援するなどの事例がある。

☑ まとめ

●現在の日本における食生活の現状を理解できた。......□

●食の問題点や解決策を，健康増進の観点から理解できた。......□

◇確認問題【穴埋め】　次の（　　　）に適する語句や数字を書きなさい。

解答欄	

① _____

② _____

③ _____

④ _____

⑤ _____

⑥ _____

⑦ _____

⑧ _____

⑨ _____

⑩ _____

⑪ _____

⑫ _____

⑬ _____

⑭ _____

⑮ _____

⑯ _____

⑰ _____

⑱ _____

⑲ _____

⑳ _____

㉑ _____

㉒ _____

㉓ _____

㉔ _____

第1節

1 個人の栄養状態は，その人が摂取する食物の他，からだの状態，（①），（②），（③），（④）などの影響を受ける。

2 （⑤）は，さまざまな食事調査のなかで，栄養素等摂取量を最も正確に評価できる方法であると考えられている。

3 身長や体重から算出される（⑥）は，肥満ややせの評価に用いられる。

4 栄養状態の評価に用いられる代表的な血液検査項目は，（⑦）とヘモグロビンである。

5 人の健康には，遺伝的素因や生活習慣といった（⑧）の他，社会環境要因が深くかかわる。

第2節

6 1960年代から1970年代にかけて，エネルギー摂取量の増加と共に，（⑨），（⑩）の摂取量が増加し，（⑪）の摂取量が減少した。

7 近年は，果実類や（⑫）の摂取量が減少傾向にある。

8 日本人の食事摂取基準（2020年版）における食塩相当量の目標量は，男性（⑬）g/日未満，女性（⑭）g/日未満であり，高血圧や慢性腎臓病の重症化予防のためには男女共に（⑮）g/日未満が推奨されている。

9 野菜，果物の十分な摂取は，心筋梗塞などの循環器系の疾患や，（⑯）の予防に有効であると考えられている。

10 男性では（⑰）に，女性では（⑱）に肥満の割合が高い。

11 若い女性のやせは日本人の健康課題のひとつである。極端なやせは，自身の健康リスクを高めると共に，（⑲）の増加など，次世代の健康に影響を与える。

12 超高齢社会においては，平均寿命だけでなく，（⑳）を長く保つことが望まれる。

第3節

13 家計からの食料支出額のうち，（㉑）の割合は減少し続ける一方，（㉒）の割合は増加している。

14 現代の食の問題として，ひとりで食事をとる「（㉓）」が問題視されている。

15 文部科学省は，2005年から（㉔）制度を開始し，学校で食育を推進するための指導体制を整備した。

◇確認問題【一問一答】　次の説明に当てはまる言葉や数字を答えなさい。

第1節

① 学校保健統計で，肥満度が何％以上の者を肥満傾向児というか。

② 低栄養の問題が解決しないまま過栄養が増え，複数の栄養不良が存在する状態。

③ 国が食料政策を進める際の基礎資料となる需給表。

第2節

④ 特に高齢世代に多く摂取されており，高血圧などにかかわる食品。

⑤ 食事バランスガイドでは，A）野菜とB）くだものはそれぞれ1日に何g摂取することが推奨されているか。

⑥ 高齢期のやせは低栄養傾向を表す指標と考えられており，何のリスクを高めるといわれているか。

⑦ 多量の飲酒や喫煙は何のリスクを高めるといわれているか。

⑧ ⑦の予防に役立つ習慣。

⑨ 健康の保持増進に重要なのは，何を確保することか。

⑩ 死亡の原因となる主な疾病のうち，現在も増加傾向が続く疾病。

第3節

⑪ 家庭内で行っていた調理や食事が，外食や調理ずみ食品にとって代わられること。

⑫ 本来食べられるのに捨てられている食品。

⑬ 食生活指針を実際の食事に結びつけるために，2005年に厚生労働省と農林水産省が作成したガイドの名称。

⑭ 食育を推進するために2005年に制定された法律。

解答欄

① _____

② _____

③ _____

④ _____

⑤ A） _____ B） _____

⑥ _____

⑦ _____

⑧ _____

⑨ _____

⑩ _____

⑪ _____

⑫ _____

⑬ _____

⑭ _____

第6章

まとめてみよう

■1 高齢期にフレイルを予防するための対策について調べてみよう。

■2 1970年代以降，日本人の食生活は豊かになったが，疾病構造も変化した。どのように変化したかまとめてみよう。

■3 日本の食料自給率が低下している原因とそれによって起こる不安要素には何があるか，話しあってみよう。

■4 環境保全の観点から，食品ロスを削減するために何ができるか，まとめてみよう。

■5 さまざまな「こ食」について，何が問題なのか，話しあってみよう。

栄養指導をのぞいてみよう

特集ページ ▶ 章末サプリメント

健診センターにおける管理栄養士による栄養指導

　メタボリックシンドローム（▶p.122）と診断されたAさんの事例をとおして，これまで学んできた栄養の知識が，栄養指導の現場でどのようにいかされているか見てみましょう。

(1) メタボリックシンドロームと診断されたAさんへの栄養指導

　Aさんは最近，健康診断を受けたところ，メタボリックシンドロームと診断されてしまいました。そこで，栄養指導を受け，管理栄養士のBさんにアドバイスをもらうことにしました。

【Aさんの基本情報】46歳男性，会社員，妻・子ども2人と4人暮らし，身長168cm，体重80kg

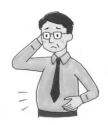

　最近，食生活が乱れていて，運動不足も気になっています。でも仕事が忙しいからしょうがないと思っています。ストレスがたまるので食事くらい好きなようにしたいし，運動する時間はとれないです。

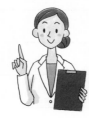

　ストレスがあっても，毎日お仕事を頑張っていらっしゃるのですね。Aさんは，お腹に内臓脂肪がたまっていて，血圧や血糖値なども高いですね。今は気になる症状はないようですが，このまま放っておくと，動脈硬化が進行して，突然倒れてしまったり，寝たきりになったりする危険性が高まります。そうなると，これまでどおり，お仕事や毎日の生活を送ることが難しくなりますし，ご家族の負担も増えてしまいませんか。

(2) 管理栄養士に必要な知識とスキル

　Aさんのコメントを読んで，どう思いましたか？

　栄養指導では，さまざまな価値観や背景を持った対象者（患者）の指導を行います。検査結果からわかる病気と共に，対象者の背景を理解すると，効果的な指導につながります〔**アセスメント**〕。

　管理栄養士のコメントでは，まず対象者の訴えに耳を傾け（**傾聴**），その気持ちを受けとめてから，検査結果の説明を始めています。次に，Aさんの言葉から，Aさんの生活習慣の改善に対する心の準備状況（準備性）が十分ではないことを判断し，「このままではいけない」「何とかしなくては」と思ってもらえるような情報提供を行っています。

　管理栄養士は，対象者に生活習慣を改善してもらい，生活の質を高めてもらうために，栄養の知識に加え，医学や行動科学，カウンセリングの知識，それらの知識を適切に伝えるためのコミュニケーション能力を身につけ，さまざまな工夫を行っています 資料1 。栄養指導にかかわるこれらの知識・スキルは，「栄養教育学」という学問としてまとめられています。

TRY

・AさんのBMIを計算しましょう。
・表1を参考に，メタボリックシンドロームと診断するために，確認する必要のある血液検査項目や，異常値が出る原因となる栄養素について調べてみましょう。

資料1 **栄養指導に必要な知識とスキル**

カウンセリング
行動科学　　心理学
栄養学　　医学
コミュニケーション

領域	検査項目	検体	単位	基準範囲	備考
血液学的検査	赤血球数	全血	$10^6/\mu L$	男性：4.0〜5.5 女性：3.5〜5.0	貧血検査
	ヘモグロビン（血色素）		g/dL	男性：14〜18 女性：12〜16	貧血検査
	ヘマトクリット		%	男性：40〜50 女性：35〜45	貧血検査
	白血球数		$10^3/\mu L$	3.5〜9.0	
	血小板数		$10^4/\mu L$	15〜35	
	ヘモグロビンA1c		%	6.0未満	NGSP値**
生化学的検査	血糖	血漿	mg/dL	80〜110未満	空腹時
	総たんぱく	血清	g/dL	6.5〜8.0	
	アルブミン		g/dL	4.0〜5.0	
	尿素窒素		mg/dL	8〜20	腎機能検査

領域	検査項目	検体	単位	基準範囲	備考
生化学的検査	クレアチニン	血清	mg/dL	男性：0.5〜1.0 女性：0.4〜0.8	腎機能検査
	尿酸		mg/dL	男性：3.5〜7.0 女性：2.5〜6.0	
	総コレステロール		mg/dL	130〜220未満	脂質検査
	LDLコレステロール*		mg/dL	60〜140未満	脂質検査
	HDLコレステロール		mg/dL	40〜100	脂質検査
	トリグリセリド（中性脂肪）		mg/dL	30〜150未満	脂質検査
	AST		U/L	10〜35	肝機能検査
	ALT		U/L	5〜30	肝機能検査
	γ-GTP		U/L	男性：10〜50 女性：10〜30	肝機能検査

日本臨床検査医学会　学生用共通基準範囲（日本臨床検査医学会設定，2011）を改変

＊追加
＊＊JDS値表示をNGSP値表示に修正

（3）Aさんへのアドバイス

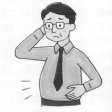

　そうか，家族のためにも，生活を見直さないといけないですね。でも，具体的に何を変えたらいいのでしょうか？
＜Bさんから1日の食生活をたずねられて＞
　朝食は時間がないので，コンビニのおにぎりだけですませていて，**昼食**は会社の近くの飲食店で食べています。うどんや丼物など，すぐに出てきて早く食べられる料理を1品だけ，午後も仕事を頑張れるように大盛りを頼んでいます。**休憩時間**にはもらったお菓子をよく食べます。**夕食**は，週に2〜3回は同僚と飲みに行っています。日中忙しいから，外食でも家でも，夕食はゆっくり食べています。缶ビールを2〜3本飲みながら，唐揚げなどの肉料理や漬け物を食べることが多いです。**運動**といえるのは，通勤で家から駅まで片道10分歩くくらいですね。仕事が忙しいし，運動は嫌いなので，激しいスポーツを始めるとしても続くかどうか自信がないな……。

　Aさんに少しやる気が出てきたところで，食生活の改善のためのアドバイスに進みましょう。
　①Aさんの食事内容に着目して，「何を」食べすぎているのか，②行動に着目して，「どんな時に」食べすぎているかについて分析し，③「なぜ」そのような食事内容や行動になるのかを考えてアドバイスができると効果的です。また，行動目標は，Aさんの生活環境を理解したうえで，まずは実践しやすいことから始めてもらい，自信につなげていくとよいでしょう（スモールステップ）。

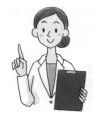

たとえばこんな目標を立ててみてはいかがでしょうか。※

※本来は，対象者（患者）自身から行動目標を引き出すことが望ましい。

TRY

・管理栄養士になりきって，Aさんの行動目標の設定をサポートしてみましょう。
・Aさんの食生活の問題点と改善策について話しあってみましょう。（栄養面，行動面：なぜ，そのような食事内容や行動になるのか）
・身体活動のメッツ表を参考に，体重80kgのAさんが，1日あたり100kcalを消費できるような運動を提案してみましょう。（▶p.70）

第6章

さくいん

■監修・執筆

お茶の水女子大学名誉教授
藤原葉子

■執筆

工学院大学教授
飯島陽子

名古屋学芸大学教授
池田彩子

お茶の水女子大学教授
市　育代

お茶の水女子大学特任リサーチフェロー
河嵜唯衣

浜松医科大学准教授
中村美詠子

茨城大学教授
西川陽子

埼玉県立新座総合技術高等学校教諭
泉　孝典

松本第一高等学校教諭
市川　龍

山形県立鶴岡中央高等学校教諭
齋藤裕子

実教出版株式会社

■協力

名古屋学芸大学専任講師
福岡　恩

写真提供・協力──朝日新聞フォトアーカイブ　味の素
(株)　(株)バイオテックジャパン　(株)明治　(株)ヤク
ルト本社　(株)ロッテ　キッセイ薬品工業(株)　公益社
団法人日本栄養士会　三和澱粉工業(株)　品川区　ピク
スタ(株)
QRコードは(株)デンソーウェーブの登録商標です。

表紙デザイン──(株)ウエイド
本文基本デザイン──広研印刷(株)
見返しデザイン──広研印刷(株)

栄養

© 著作者　代表　藤原葉子
● 編者　　実教出版株式会社編修部
● 発行者　実教出版株式会社
　　　　　代表者　小田良次
　　　　　東京都千代田区五番町 5

● 印刷者　広研印刷株式会社
　　　　　代表者　前川　光
　　　　　東京都豊島区高田 3-3-16
● 発行所　実教出版株式会社
　　　　　〒102-8377 東京都千代田区五番町 5
　　　　　電話〈営業〉(03) 3238-7777
　　　　　　　〈編修〉(03) 3238-7723
　　　　　　　〈総務〉(03) 3238-7700
　　　　　https://www.jikkyo.co.jp/

002502024　　　　　　　　　　　　　　　　　ISBN978-4-407-36305-0

食品の重量のめやす
～糖尿病食事療法のための食品交換表～

糖尿病食事療法のための食品交換表（p.135, 139）は，1単位が80kcalに決められています。食品80kcalの重量のめやすを覚えて，バランスのとれた献立の作成に役立てましょう。

● 食品80kcal（1単位）の重量のめやす

炭水化物を多く含む食品

表1 ［穀物，いも，豆など］

 ごはん（玄米ごはん・麦ごはん）50g
小さい茶わん軽く半杯

 食パン30g
1斤6枚切りの約半枚

 うどん（ゆで）80g
1/3玉

 スパゲティ
（干し）20g

 さつまいも60g
［70g］

 じゃがいも110g
［中1個120g］

表2 ［くだもの］

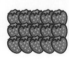 いちご250g
［260g］

 みかん200g
［270g］

 りんご150g
［中1/2個180g］

 バナナ100g
［中1本170g］

 キウイフルーツ150g
［中1個半180g］

※［ ］内は皮や芯など
を含んだ重さ

たんぱく質を多く含む食品

表3 ［魚介，大豆，卵，チーズ，肉］

 さけ（中2/3切）
60g

 あじ（中1尾）60g
［頭，骨，内臓付き130g］

 納豆40g

 とうふ（もめん）
100g

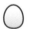 鶏卵（1個）
50g

 プロセス
チーズ20g

 牛肉もも
（薄切り）40g

 豚肉もも
（薄切り）60g

 ロースハム40g

表4 ［牛乳など］

 牛乳
（普通牛乳）
120mL

ヨーグルト
（全脂無糖）
120g

脂質を多く含む食品

表5 ［油脂，多脂性食品など］

 大さじ
植物油10g

 大さじ
マヨネーズ10g

 大さじ
ごま15g

 小さじ
バター10g

 アーモンド
15g

 豚ばら肉20g

ビタミン・ミネラルを多く含む食品

表6 ［野菜，海藻，きのこ，こんにゃく］

☆緑黄色野菜と淡色野菜を
いろいろとりあわせて300gが1単位
☆海藻，きのこ，こんにゃくは，エネルギー量は
わずかなので，単位計算をする必要はない

100g（1/3単位）
のめやす

 にんじん

 ピーマン

 ほうれんそう

きゅうり

たまねぎ

調味料

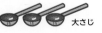 大さじ
トマトケチャップ60g

 大さじ
みそ40g

 大さじ
砂糖20g

 大さじ
みりん35g

日本糖尿病学会編・著：糖尿病食事療法のための食品交換表，第7版，
日本糖尿病協会・文光堂，2013, p.38, 39, 44, 45, 51, 58, 59, 62, 63, 68, 72, 78, 86

日本人の食事摂取基準（2020年版）

● エネルギー・たんぱく質・脂質・炭水化物・食物繊維の食事摂取基準

（1日あたり）

年齢（歳）	推定エネルギー必要量(kcal)(参考) 身体活動レベル（男） Ⅰ	Ⅱ	Ⅲ	身体活動レベル（女） Ⅰ	Ⅱ	Ⅲ	たんぱく質推奨量(g) 男	女	脂質(脂肪エネルギー比率)目標量(%エネルギー) 男	女	炭水化物目標量(%エネルギー) 男	女	食物繊維目標量(g) 男	女
1〜2	–	950	–	–	900	–	20	20	20〜30	20〜30	50〜65	50〜65	–	–
3〜5	–	1,300	–	–	1,250	–	25	25	20〜30	20〜30	50〜65	50〜65	8以上	8以上
6〜7	1,350	1,550	1,750	1,250	1,450	1,650	30	30	20〜30	20〜30	50〜65	50〜65	10以上	10以上
8〜9	1,600	1,850	2,100	1,500	1,700	1,900	40	40	20〜30	20〜30	50〜65	50〜65	11以上	11以上
10〜11	1,950	2,250	2,500	1,850	2,100	2,350	45	50	20〜30	20〜30	50〜65	50〜65	13以上	13以上
12〜14	2,300	2,600	2,900	2,150	2,400	2,700	60	55	20〜30	20〜30	50〜65	50〜65	17以上	17以上
15〜17	2,500	2,800	3,150	2,050	2,300	2,550	65	55	20〜30	20〜30	50〜65	50〜65	19以上	18以上
18〜29	2,300	2,650	3,050	1,700	2,000	2,300	65	50	20〜30	20〜30	50〜65	50〜65	21以上	18以上
30〜49	2,300	2,700	3,050	1,750	2,050	2,350	65	50	20〜30	20〜30	50〜65	50〜65	21以上	18以上
50〜64	2,200	2,600	2,950	1,650	1,950	2,250	65	50	20〜30	20〜30	50〜65	50〜65	21以上	18以上
65〜74	2,050	2,400	2,750	1,550	1,850	2,100	60	50	20〜30	20〜30	50〜65	50〜65	20以上	17以上
75以上	1,800	2,100	–	1,400	1,650	–	60	50	20〜30	20〜30	50〜65	50〜65	20以上	17以上
妊婦（付加量）初期				+50	+50	+50	+0							
中期				+250	+250	+250	+5		} 20〜30		} 50〜65		} 18以上	
後期				+450	+450	+450	+25							
授乳婦（付加量）				+350	+350	+350	+20		20〜30		50〜65		18以上	

● ビタミンの食事摂取基準

年齢（歳）	ビタミンA推奨量(μgRAE) 男	女	ビタミンD目安量(μg) 男	女	ビタミンE目安量(mg) 男	女	ビタミンK目安量(μg) 男	女	ビタミンB₁推奨量(mg) 男	女	ビタミンB₂推奨量(m) 男
1〜2	400	350	3.0	3.5	3.0	3.0	50	60	0.5	0.5	0.6
3〜5	450	500	3.5	4.0	4.0	4.0	60	70	0.7	0.7	0.8
6〜7	400	400	4.5	5.0	5.0	5.0	80	90	0.8	0.8	0.9
8〜9	500	500	5.0	6.0	5.0	5.0	90	110	1.0	0.9	1.1
10〜11	600	600	6.5	8.0	5.5	5.5	110	140	1.2	1.1	1.4
12〜14	800	700	8.0	9.5	6.5	6.0	140	170	1.4	1.3	1.6
15〜17	900	650	9.0	8.5	7.0	5.5	160	150	1.5	1.2	1.7
18〜29	850	650	8.5	8.5	6.0	5.0	150	150	1.4	1.1	1.6
30〜49	900	700	8.5	8.5	6.0	5.5	150	150	1.4	1.1	1.6
50〜64	900	700	8.5	8.5	7.0	6.0	150	150	1.3	1.1	1.5
65〜74	850	700	8.5	8.5	7.0	6.5	150	150	1.3	1.1	1.5
75以上	800	650	8.5	8.5	6.5	6.5	150	150	1.2	0.9	1.3
妊婦 初期	+0										
中期	+0		} 8.5		} 6.5		} 150		} +0.2		
後期	+80										
授乳婦	+450		8.5		7.0		150		+0.2		

● ミネラルの食事摂取基準

年齢（歳）	ナトリウム目標量(g)〔食塩相当量〕 男	女	カリウム目標量(mg) 男	女	カルシウム推奨量(mg) 男	女	マグネシウム推奨量(mg) 男	女	リン目安量(mg) 男	女	鉄 推奨量(mg) 男	女(月経なし)	女(月経
1〜2	3.0未満	3.0未満	–	–	450	400	70	70	500	500	4.5	4.5	
3〜5	3.5未満	3.5未満	1,400以上	1,400以上	600	550	100	100	700	700	5.5	5.5	
6〜7	4.5未満	4.5未満	1,800以上	1,800以上	600	550	130	130	900	800	5.5	5.5	
8〜9	5.0未満	5.0未満	2,000以上	2,000以上	650	750	170	160	1,000	1,000	7.0	7.5	
10〜11	6.0未満	6.0未満	2,200以上	2,000以上	700	750	210	220	1,100	1,000	8.5	8.5	
12〜14	7.0未満	6.5未満	2,400以上	2,400以上	1,000	800	290	290	1,200	1,000	10.0	8.5	
15〜17	7.5未満	6.5未満	3,000以上	2,600以上	800	650	360	310	1,200	900	10.0	7.0	
18〜29	7.5未満	6.5未満	3,000以上	2,600以上	800	650	340	270	1,000	800	7.5	6.5	
30〜49	7.5未満	6.5未満	3,000以上	2,600以上	750	650	370	290	1,000	800	7.5	6.5	
50〜64	7.5未満	6.5未満	3,000以上	2,600以上	750	650	370	290	1,000	800	7.5	6.5	
65〜74	7.5未満	6.5未満	3,000以上	2,600以上	750	650	350	280	1,000	800	7.5	6.0	
75以上	7.5未満	6.5未満	3,000以上	2,600以上	700	600	320	260	1,000	800	7.0	6.0	
妊婦 初期												+2.5	
中期	} 6.5未満		} 2,600以上		} +0		} +40		} 800			+9.5	
後期												+9.5	
授乳婦	6.5未満		2,600以上		+0		+0		800			+2.5	